KB023699

낙태와 낙태

2011

낙태와 낙태 - 낙태에 관한 400자 칼럼

2011년 10월 10일 초판 인쇄
2011년 10월 17일 초판 발행

저자 / 심상덕
발행자 / 박홍주
영업부 / 장상진
관리부 / 이수경
발행처 / 도서출판 푸른솔
편집부 / 715-2493
영업부 / 704-2571~2
팩스 / 3273-4649
북디자인 / 이근산
주소 / 서울시 마포구 도화동 251-1 근신빌딩 별관 302호
등록번호 / 제 1-825

ⓒ 심상덕 2011

값 / 13,000
ISBN 978-89-93596-26-7 (03510)

낙태와 낙태

낙태에 관한 400자 칼럼

심상덕 지음

푸른솔

차례

부록

13

참 반가운 분을 2년 전에 만났습니다. 그를 만날 때마다 저는 큰 힘을 얻었습니다. 저에게 힘을 주었던 그분, 심상덕 선생의 글을 여러분에게 추천합니다.

저는 지난 27년 동안 위기임신 상담을 하면서, 낙태여부를 놓고 고민하는 여성과 낙태로 생명을 잃을 위기에 처한 아기와 낙태 시술로 양심의 가책을 느끼는 산부인과 의사를 만났습니다. 그 누구도 생명을 무시한다고 말하는 사람은 없었습니다. 그러나 아기들은 목숨을 잃었고, 낙태한 여성들이 몸과 마음에 상처를 입는 일은 중단되지 않았습니다. 윤리적인 진술과 현실에서의 선택이 차이가 나는 것을 안타깝게 여기며 여성, 태아, 의사, 세 사람을 살리는 일을 계속할 수밖에 없었습니다. 각급 학교와 각종 사회단체의 초청을 받아 사랑과 성과 생명이라는 주제로 남녀의 차이, 성의 가치, 낙태에 관한 강의를 무수히 했습니다. 특히 낙태의 실상을 알리게 되면 청중들은 거의 모두 새로운 생각과 마음가짐을 가지게 되었다고 반응을 보였습니다. 태아의 생명을 살리고 임산부의 건강을 지키는 일을 해야 한다고 동의와 동감을 표현했습니다. 그러나 동의하는 사람들은 많았으나 동참하는 사람은 매우 적었습니다. 이런 현실에서 저는 가장 비현실적인 기대를 하게 되었습니다. "낙태의 최일선에 서있는 산부인과 의사들이 낙태 문제로 고민하고, 의료윤리에 입각해서 낙태에서 손을 떼는 것만큼 현실을 확실하게 바꾸는 일이 없을 것이다. 우리가 아무리 활동해도 의사들이 움직이지 않으면 우리나라의 낙태 경향을 바꾸는 일은 참으로 어렵다.” 그런데 저의 비현실적인 기대가 현실로 나타났습니다. 2009년, 진정으로 산부인과를 걱정하는 의사들 모임(진오비)의 의사들이 공개적으로 낙태 근절 운동을 선포한 것입니다. 심상덕 선생이 앞장섰습니다. 의사로서 사회적으로, 경제적으로 큰 희생을 치르면서까지 그는 왜 낙태 근절을 결단하게 되었을까요? 희생을 감수할만한 가치가 무엇인지를 발견했기 때문입니다. 낙태는 태아 한 명이 죽는 것뿐만 아니라 여성이 평생의 상처를 입고, 나아가 사랑 없는 사회가 되는 총체적인 비극인 것을 알기에 희망의 단서를 찾으려고 그는 오늘도 애를 쓰고 있습니다.

낙태 없는 세상을 꿈꾸며 그가 고민하여 찾은 해답들을 400자 칼럼이라는 제목으로 모아두었습니다. 그 글들이 책으로 출간되어서 매우 기쁩니다.

이 책에는 낙태와 관련해서 떠올릴만한 모든 주제들을 다루고 있습니다. 전문적인 내용이어서 자칫 딱딱하고 지루하게 느낄 것을 저자의 필력으로 간단하고 명쾌하게 만들었습니다. 이 책은 글자를 읽는 책이 아닙니다. 눈으로 보는 책이고, 마음으로 느끼는 책이고, 행동하게 만드는 책입니다. 왜냐하면 저자가 머리와 손으로 글을 쓴 것이 아니라 마음으로 글을 썼기 때문입니다. 독자는 이 책을 읽으면서 인간에 대한 태도와 감정과 의지가 달라지는 것을 스스로 느끼게 될 것입니다. 독자들을 위해서 삽화와 도표의 상당 부분을 저자가 직접 디자인하고 제작했습니다. 이런 노력은 보이지 않는 것을 보이게 만들려는 그의 마음가짐의 한 표현입니다.

우리 인간의 수준이 높다고 생각하지만, 실상은 윤리적 판단이 눈에 보이느냐, 보이지 않느냐에 따라서 오락가락 하는 정도의 수준입니다. 6개월 조산아의 생존과 성장을 대서특필로 신문에 보도하지만 6개월 낙태에 대해서는 침묵합니다. 다운증후군 환자의 이야기를 다룬 영화 '제8요일'을 보며 감동의 눈물을 흘리는 사람들이 장애아가 예상되면 낙태해야 한다고 수장합니다. 원치 않는 임신은 낙태할 수 있게 해달라고 하지만, 원치 않는 육아를 포기하는 것은 범죄라고 말합니다. 이른바 '눈먼 정의'가 우리 사회에 있습니다. 심상덕 선생은 눈먼 정의로 희생당하는 사람이 없기를 바라면서 이 책을 썼습니다. 그는 말합니다. "눈물이 희망이다."라고. 출산하는 임산부나 낙태하는 임산부나 이유는 다르지만 둘 다 눈물을 흘립니다. 눈물이 있다는 것은 아직 인간에 대한 양심과 감정이 있다는 뜻이므로 낙태 없는 사회에 대한 희망이 있다는 것입니다. 이 책을 읽는 독자의 마음에도 인간사랑이라는 눈물자국이 남기를 바랍니다. 그렇게 되면 죽음의 문화가 어둠처럼 드리워져 있는 우리나라 사회에 생명의 빛이 좀 더 밝게 비춰질 것입니다.

낙태반대운동연합 회장 김현철

우리나라는 오랜 기간 생명에 관하여 높은 윤리 의식을 가진 나라였습니다.

태어나면서부터 한살이 되는 문화는 임신 중에 뱃속에 잉태된 10달간의 태아도 엄연한 한 생명으로서 인정하는 문화로 다른 나라에서는 흔히 보지 못하는 현상입니다.

그러나 이런 오랜 기간의 문화적 풍습과 윤리는 일제 강점기라는 암흑시기를 거치고 경제 발전을 최우선 과제로 여기는 산업화 시기를 거치면서 무참히 훼손되고 말았습니다.

급기야는 낙태를 여성의 행복을 위해 당연히 부여받아야 하는 권리처럼 주장하는 사람들까지 생겨나게 되었습니다.

그러나 부끄럽게도 수십 년 간 낙태 시술을 한 산부인과 의사로서 일선 현장에서 수많은 여성들을 만나본 결과 낙태로는 여성이 결코 행복해질 수 없다는 것을 알았습니다.

또한 태아는 여성의 마음대로 이래도 되고 저래도 되는 종양과 같은 존재가 아니라는 것도 깨닫게 되었습니다.

나무에게 있어 뿌리가 나무의 일부인지 일부가 아닌지 의심을 갖는 사람은 없습니다. 나무의 뿌리는 비록 땅 밖으로 드러나서 보이지는 않지만 뿌리가 잘린 나무는 살아남지 못합니다.

태아가 인간인지 아닌지에 대하여 사회적 관점에서의 논쟁에 휘말려 있는 동안 많은 태아들이 사라져 갔고 많은 여성들이 고통 속에서 눈물을 흘렸습니다.

이런 잘못된 생각이 바로 잡아지지 않으면 어느 날엔가는 낙태를 한 여성 자신뿐 아니라 우리 모두가 사람이 사람을 존중하지 않는 참혹한 세상에서 살게 될 것이며 우리에게 내일은 반드시 보장된 미래가 아닐지도 모릅니다.

많은 젊은이들이 무책임하게 성관계를 갖고 그 결과로 초래되는 임신에 대하여는 당당한 책임감 없이 그저 모면하고 싶은 괴로운 사건으로만 생각을 합니다.

모든 성관계는 항상 임신의 가능성이 있으며 성관계를 한다는 것에는 그로 인한 기쁨에 못지않게 그 결과에 대한 책임도 따르게 됩니다..

출산하기 어려운 이들은 적극적으로 피임을 해야 하고 아니면 아기를 낳아서 기르겠다는 의지와 책임을 가져야 하며, 출산과 양육이 쉽지 않은 세상이라면 쉽도록 바꾸어야 합니다.

성을 그저 쾌락의 대상으로만 간주하고 원치 않는 임신에 대하여는 낙태만이 유일한 방법이라고 생각을 해서는 안됩니다.

이제는 낙태가 어떤 것이고 낙태로 인하여 초래되는 위험은 어떤 것이 있는지, 그리고 낙태가 지금처럼 무분별하게 범람한다면 우리의 미래가 어떨지에 대하여 진지하게 성찰하고 고민해 보아야 합니다.

그것은 미래를 이끌게 될 우리의 후세에게도 중요한 일이지만 당장 우리에게도 중요한 일이기 때문입니다.

더 늦기 전에 인간이 인간에게 대하여 저지르는 비극을 중단시켜야 합니다.

태아와 여성은 어떤 목적으로도 희생되어서는 안 되는 소중한 존재들임에 분명합니다.

여성의 자기 결정권도 태아의 생명권도 모두 소중합니다.

그리고 여성과 태아는 서로 대립되는 존재가 아닙니다. 프로라이프와 프로 초이스의 테두리 안에서 언제까지나 서로 대립하면서 제자리에 멈추어 있는 일도 그만 끝내야 할 때가 되었습니다.

그런 배타적 관계의 유지는 태아의 생명 보호에도 여성의 인권 증진에도 도움이 되지 않는다는 것이 분명해 졌으며 둘 사이의 갈등을 해결하는 새로운 철학과 노력이 필요합니다.

여성의 인권 보장과 태아의 생명권 보장은 대립되는 개념도 아니며 둘 다 인간의 기본권 확장이라는 의미에서 같은 맥락선상에 놓인 것입니다.

그 둘이 함께 가는 길이 분명히 있습니다.

그래서 이제는 여성과 태아가 함께 사는 공존의 길을 찾아야 하는데 그것은 어떤 이유로도 낙태를 강요당하지 않아도 되는 세상을 만드는 것이며 태아도 엄연한 인간으로 존중 받는 세상을 만들어 내는 것입니다.

그런 새로운 시대로의 전환에 우리 모두 힘을 보태고 역량을 집중했으면 좋겠습니다.

그것을 위하여 우선 필요한 것이 낙태에 대한 올바른 인식이라고 생각해서 의학적 관점에서의 낙태에 대한 진실을 포함하여 낙태에 대한 전반적인 내용을 조망하는 책을 펴내게 되었습니다.

이 책이 낙태를 하지 않고 모든 여성이 기쁜 마음으로 출산할 수 있는 세상이 되도록 하기 위하여 우리 국민 모두가 함께 자신의 위치에서 좀 더 노력하는 자세를 갖는데 도움이 되길 바랍니다.

끝으로 낙태근절 운동을 함께 시작하고 수많은 난관을 겪은 진오비 회원 여러분들, 그리고 오랜 기간 묵묵히 어려운 일을 감당해 오신 낙태 근절 운동 단체 여러분들께 감사드립니다.

　함께 해준 동료들과 동지들이 있었기에 이 땅에 산부인과 의사에 의한 자발적 생명 존중 운동의 깃발을 꽂을 수 있었습니다.

　그렇게 노력해 오신 분들과 희생된 수많은 태아들 그리고 어둠 속에서 고통을 겪는 여성들에게 이 책을 바칩니다. 아울러 낙태 근절 운동 즉 임신 여성의 권리 증진 운동에 많은 분들이 동참하여 주실 것을 간곡히 호소합니다.

　감사합니다.

2011년 10월 산부인과 전문의 심상덕 올림

우리나라는
오랜 기간 생명에 관하여
높은 윤리 의식을
가진 나라였습니다.

낙태 관련 용어의 정리

유산은 태아가 모체 밖에서 생명을 유지할 수 없는 시기 이전에 죽어서 나오는 현상이다.

1. 잔류물의 유무에 따라

완전 유산: 태아와 그 부속물이 완전히 모체 밖으로 나온 경우
불완전 유산: 유산이 되었지만 태아와 그 부속물이 전부 모체 밖으로 나오지 않고 일부가 남아 있는 경우

2. 인공적 행위의 유무에 따라

자연 유산: 인공적인 처치를 통하지 않고 태아나 산모의 질병 등으로 인해 자연적으로 유산되는 경우
인공 유산: 외부에서 사람이 인공적인 처치를 함으로써 유산되는 경우로 인공임신중절, 임신중절도 같은 의미이다.

3. 시기에 따라

초기 유산(또는 낙태): 임신 12 주 이내의 시기(임신 첫 3분기 이내)
중기 유산(또는 낙태): 임신 12 주 이후의 시기(임신 첫 3분기 이후)

낙태는 인공 유산, 인공임신중절과 같은 의미이며 정부가 산아제한 정책을 펼치면서 부정적 어감을 희석시킬 목적으로 인공임신중절이라는 용어를 사용하기 시작하였다. 일부에서는 합법적 시술은 인공임신중절, 불법적 시술은 낙태로 부르기도 한다.

세계의 낙태 역사

기원전 2000년경: 고대 이집트에서는 여러 약초를 배합하여 질에 넣
어 낙태를 시켰다. 최초의 낙태 기록이다.

중세: 태아에 대한 인식이 없어 여러 방법으로 낙태가 행해졌다.

1920년: 러시아에서 낙태 완전 자유화 및 무료 시술이 실시됐다.

1933년: 독일의 히틀러가 '유전 위생법'이라는 것을 공포하여 다른 민
족에 대한 무차별적인 낙태를 조장했다.

1941년: 일본에서 '국민우생법'이 발효되어 강제적 단종(불임수술)과
낙태를 중용했다.

1966년: 루마니아의 차우세스크 정권이 낙태 금지령을 발포하여 낙태
가 전면 금지되었으나 부작용으로 이후 폐기됐다.

1973년: 미국 연방대법원이 로 대 웨이드(Roe v. Wade) 판결을 통해 임
신 3개월까지 임부가 의사와 상의하여 낙태를 결정할 수 있도록 명
시했다.

2003년: 미국 상원에서 임신 5개월 이후의 낙태를 금지하는 법안이
발의되어 이후 각 주마다 낙태 규제를 시도했다.

2009년: 미국에서 버락 오바마가 대통령으로 선출되어 낙태 금지법을
폐지하고 낙태 옹호 발언을 했다.

우리나라의 낙태 역사

1953년: 최초로 형법에 낙태 관련 조항이 포함되며 낙태는 생명권의 차원에서 금지한다는 원칙을 정립했다.

1966년: 산아제한 정책을 골자로 하는 가족계획사업을 시행하면서 정부 차원에서 광범위하게 낙태를 조장했다.

1973년: 일본의 우생법과 형법을 바탕으로 하여 비상 국무회의에서 낙태를 일부 허용하는 모자보건법을 제정했다.

1994년: 낙태 문제의 적극적 해결을 위하여 낙태 반대 운동 연합이 창설됐다.

2005년: 복지부 주관으로 낙태 실태 조사를 시행하여 연간 35만 건에 이르는 낙태 건수를 처음 공식적으로 발표했다.

2007년: 모자보건법의 낙태 관련 조항을 일부 개정하여 낙태 허용 주수를 임신 24주로 낮추고 몇 가지 질병을 낙태 사유에서 삭제했다.

2009년: 젊은 산부인과 의사 모임인 '진오비'에서 낙태 근절 운동을 선포했다.

2010년: 진오비 의사들이 주도하여 만든 프로라이프 의사회에서 산부인과 3곳을 고발함으로써 낙태 문제가 사회적 이슈로 등장했다.

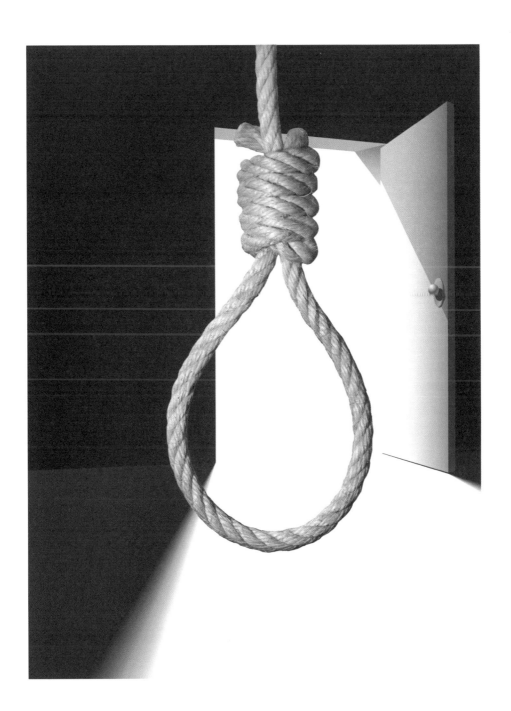

과거 정부의 낙태 조장

1978년 정부의 가족계획 사업 목표량을 보면 다음과 같다.

루프 24만980, 난관 수술 19만3398, 피임약 13만500, 콘돔 11만901, 낙태 시술 60만797, 정관 수술 3만6922.

목표량이기 때문에 실제 건수는 아니지만 정부 스스로 낙태를 피임의 한 방법으로 간주하면서 권장하고 있음을 알 수 있다. 심지어는 정관 수술보다 낙태를 더 권장하기까지 했는데, 산아제한을 위해 여성의 희생을 강요한 대표적 사례이다.

과거 정부의 이런 잘못된 정책의 영향으로 많은 국민이 낙태가 불법이라는 사실조차 모를 정도로 무감각해져 있다. 그리고 과거 정부의 이런 잘못된 정책 집행은 현 정부의 낙태에 대한 방임과 무책임으로 연결되고 있다.

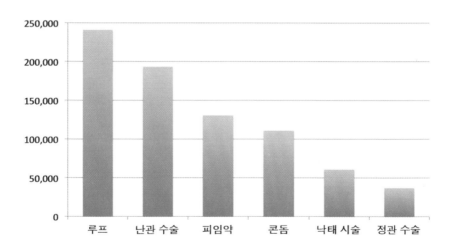

정부의 낙태 조장

(출처: 1978년 가족계획 연구원 가족계획 사업 목표량 제도 연구)

한 살짜리 신생아가 있는 나라

우리나라에서 한 살짜리 갓난아기(신생아)란 말은 너무도 당연한 말이지만 외국 사람들은 한 살짜리 신생아(1yr old neonate)라고 하면 이해를 못한다.

왜냐하면 신생아란 태어난 지 4주 이내의 갓난아기를 말하는데, 외국에서는 금방 태어난 신생아는 0세이기 때문에 한 살짜리 신생아란 하얀 검정색처럼 성립할 수 없는 말이기 때문이다.

그러나 우리나라에서는 모든 아기는 태어나면서부터 바로 한 살이 된다. 임신하고 있는 10달 동안을 그대로 인생의 온전한 한 부분으로 인정하기 때문이다. 이처럼 우리나라는 태아에 대한 생명 존중인식이 매우 높은 나라였다.

태아의 육체적, 정신적 발달에 조금이라도 안 좋은 영향이 가는 것을 피하고자 임산모는 먹는 것, 보는 것, 듣는 것, 말하는 것 모두를 가려서 하도록 한 태교도 마찬가지 맥락이다.

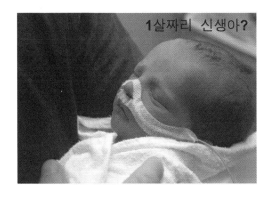

역사상 낙태 옹호론의 1등 공신

임산모의 약 75~90%는 입덧으로 고통을 받는다. 그래서 1957년 독일에서 개발된 탈리도마이드라는 약이 독일을 비롯해 전세계 48개국에서 임신 초기의 입덧을 없애는 효과적인 약으로 널리 사용된 적이 있다.

그러나 이 약을 복용한 후 많은 아기에서 팔다리가 생기지 않는 기형이 보고됐고 이 시기 동안 약 1만2000명 정도의 아기가 그런 기형으로 태어났다. 따라서 탈리도마이드를 복용한 많은 임산부는 기형을 우려해 낙태를 요구했는데, 이것이 그전까지 미미하던 낙태 옹호 운동이 대중의 지지를 받게 된 계기가 되었다.

1967년 영국 의회가 낙태 허용 법안을 통과시키고 1973년 미국 연방대법원이 낙태를 법적으로 허용하는 로 대 웨이드(Roe v. Wade) 판결을 내린 것도 이런 사회 분위기에 영향을 받은 것이다.

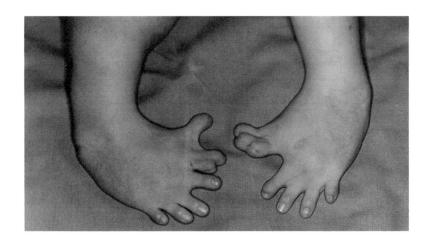

낙태 합법화를 촉진한 것들

1. 비위생적 낙태 시술로 인한 임산모의 사망과 합병증 발생 증가

1950년대 이전까지 많은 임산모가 제대로 된 의료 시설이 갖춰지지 않은 상태에서 낙태 수술을 받음으로써 적지 않은 사람이 수술 후유증으로 건강과 생명을 잃었다.

이후 낙태 기술의 발달로 큰 위험 없이도 낙태를 할 수 있는 수준에 도달하면서, 불법적이고 비위생적인 시술로 인한 폐단을 줄이기 위하여 합법적인 절차를 통해 전문가에 의한 낙태 시술이 필요하다는 주장이 널리 퍼졌다.

2. 초음파 등 산전 진단 기술의 발달

1959년 이언 도널드(Ian Donald)가 최초로 태아 두상을 초음파로 확인하면서 초음파 검사가 산전 태아 검사 목적으로 활용되기 시작했다(우리나라는 1974년 처음으로 산부인과 영역에 초음파 진단법 도입).

이런 산전 초음파 진단법의 발달로 많은 태아 기형의 확인이 가능해지면서 낙태 요구가 급격히 늘어났다.

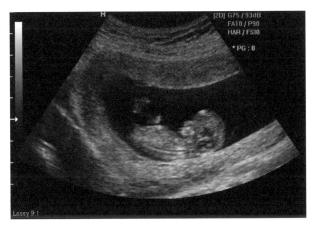

임신 9주의 초음파 사진

낙태 근절 운동 선포

2009년 11월 1일 '진오비(진정으로 산부인과를 걱정하는 의사들 모임)'에서 낙태 근절 운동을 선포했다.

대규모 낙태 사태에 대해 책임이 있는 의사들에 의해 주도된 이 운동은 동료 산부인과 의사들에 대한 고발 조치까지 단행할 정도로 강력하게 반성과 자정을 촉구했다.

낙태 공화국이라는 말을 듣는 현실에서 이렇게 아예 근절을 표방하고 나선 것은 어쩌면 무모한 일인지도 모른다. 아닌 게 아니라 많은 사람이 이 운동에 대해 소영웅주의에 빠진 소수 의사들이 세계적 추세도 모르고 저지르는 '미친 짓'이라고 질타했다.

그러나 세르반테스가 쓴 『돈키호테』에 나오는 다음과 같은 구절처럼 이상을 좇는 자들이 있기 때문에 세상은 조금은 더 맑아지는 것이다.

"누가 미친 거요?
장차 이룰 수 있는 세상을 꿈꾸는 내가 미친 거요?
아니면 세상을 있는 그대로만 보는 당신들이 미친 거요?"

낙태의 포기가 밥벌이의 포기가 된 나라

"비도 오고해서 환자가 아주 적었던 어느 날 접수 쪽에서 낙태를 위해 왔다는 산모의 목소리가 들렸어. 그 소리를 듣는 순간 그렇게 반가울 수가 없더라고. 모자란 임대료를 채울 수 있어서 말이야. 낙태를 하러 온 산모에게 올바른 정보를 주고 말리기는 고사하고 오히려 반가워하는 내 모습을 보면서 어쩌다 이 지경까지 되었나 해서 슬펐지. 그래서 이제 산부인과 의사를 그만둘 때가 왔구나 생각했네."

어느 선배 산부인과 의사의 고백이다.

낙태 수입의 포기가 많은 산부인과 의사에게 밥벌이를 포기하는 것과 같은 의미가 되어버린 지 오래다. 상당수의 태아가 낙태로부터 구조될 수 있는 기회, 상당수의 여성이 낙태를 권리로 착각하지 않을 수 있는 기회는 그렇게 해서 사라졌다.

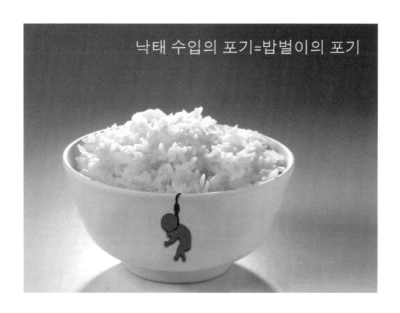

낙태 수입의 포기＝밥벌이의 포기

프로라이프 의사회가 고발한 사건의 결과

　프로라이프 의사회는 2010년 2월 3일 낙태 역사를 바꾸겠다는 각오로 3군데 병원 총 8명의 의사를 검찰에 고발했다.

　산부인과 의사들 사이에서 낙태 전문 병원으로 알려진 모 산부인과 의원은 낙태에 대하여는 아무런 조사 없이 낙태 시술을 광고한 점 때문에 의료법 위반으로만 벌금 200만원의 처벌을 받았다. 임신 8개월 된 태아를 포함하여 임신 중기 태아를 낙태해온 것으로 알려져 고발된 병원의 원장은 불구속 기소가 되었다.

　지방의 대형 산부인과 병원은 산모가 다른 곳에서 낙태를 한 것으로 밝혀져 무혐의 처분을 받았지만 실제 제보 대상 산모가 낙태 수술을 받은 것으로 밝혀진 근처의 대형 산부인과 병원은 아무런 처벌도 받지 않았다. 이것이 현재 낙태 문제에 대한 우리 사법 당국의 대응이다.

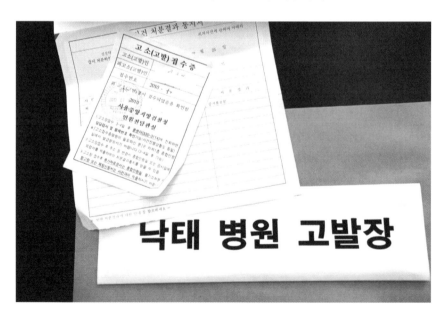

독일과 우리나라 대법원의 낙태 판결 사례

1975년 서독 연방 헌법재판소는 낙태 허용이 위헌임을 판결하면서 아래와 같이 밝혔다.

"언제부터가 인간인가에 대해 말하기는 참 어려운 문제이다. 이때 법은 가장 안전한 길을 택해야 한다. 즉 '태아도 인간이다'라는 길을 택해야 한다. 만일 그렇지 않고 '태아는 인간이 아니다'라고 하고 낙태를 허가한 후 '태아도 인간이다'라는 통일된 학문적 결론이 내려진다면 법이 살인을 허용하는 결과를 초래하기 때문이다."

다음은 1985년 낙태죄에 대한 우리나라 대법원의 판례이나.

"인간의 생명은 잉태된 때로부터 시작되는 것이고 회임된 태아는 새로운 존재와 인격의 근원으로서 존엄과 가치를 지니므로 그 자신이 이를 인식하고 있든지 또 스스로 방어할 수 있는지에 관계없이 침해되지 않도록 보호되어야 함이 헌법 아래 국민일반이 지니는 건전한 도의적 감정과 합치되는 바이다."

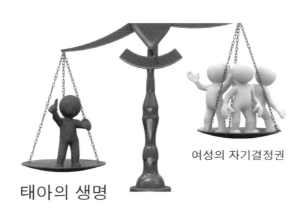

여성의 자기결정권

태아의 생명

노예, 여성, 어린이 그리고 태아

　다른 인간을 재산처럼 생각하고 소유권을 행사했던 노예 제도가 처음 부정된 것은 1815년 빈 회의에서다. 여성도 남성과 마찬가지로 투표에 참여할 수 있도록 참정권이 받아들여진 것은 1928년 영국이 최초다. 어린이가 부모의 소유물이 아닌 독립적 개체로 인정된 것은 1899년 미국에서 소년범 분리 형사 절차법이 도입되면서부터다. 노예, 여성과 어린이가 다른 사람과 동등한 인간으로 대우받은 지는 불과 200년도 안된다.

　그러나 태아는 아직도 많은 나라에서 독립된 인간으로 존엄성을 인정받지 못하고 있다. 앞으로 세월이 어느 정도 흐른 후 사람들이 우리 시대에 대해 아무렇지도 않게 태아의 생명을 박탈한 부끄러운 과거가 있었다고 말하는 시대가 온다면 역사 앞에 부끄러워해야 할 사람이 굉장히 많을 것이다.

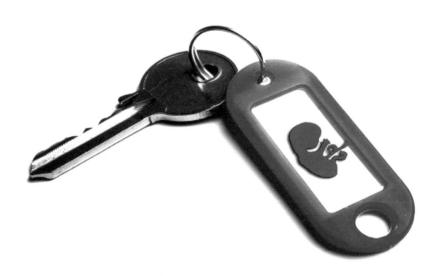

낙태의 발생 원인

A*B*C=D에서 A나 B나 C 중에 단 하나라도 0이면 D는 0이다.

낙태는 여러 가지 원인에 의해 발생한다. 특히 다음과 같은 것들이 복합적으로 작용한 결과다.

1. 임산모 자신과 전문 의사의 무책임
2. 주변 가족과 사회의 무관심
3. 정부의 무지원

낙태에 있어 위 3가지 중 한 가지만이라도 해결하여 '0'으로 만든다면 결과물인 낙태도 0이다. 즉 이 땅에서 낙태를 근절하게 된다는 의미다.

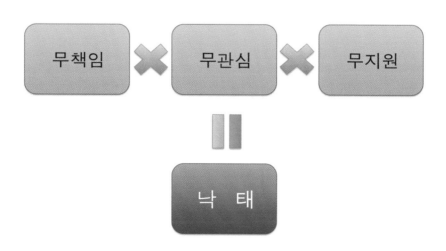

낙태와 지구 온난화

　지구 온난화로 남극과 북극의 빙산이 녹아 해수면이 상승하고 있다고 한다. 몇몇 도시는 몇 십 년 후면 바다 속으로 가라앉고 급격한 기후 변화로 인해 전 세계가 신음하게 될 것이라고도 한다. 이런 지구 온난화는 어느 한 국가만의 책임도 아닐 뿐더러 막기 위한 노력도 어느 한 국가에만 국한될 수 없다.

　지구와 기후의 관계처럼 인류의 생존과 생명존중 사상도 떼려야 뗄 수 없는 관계이다. 또한 기후와 각국의 관계처럼 낙태 문제도 자국에만 영향을 끼치는 것이 아니라 이웃 심지어는 멀리 떨어진 나라에까지 서로 서로 영향을 끼친다. 이것이 낙태 문제 해결을 위해 전 세계 국가가 다 함께 노력해야 하는 이유다.

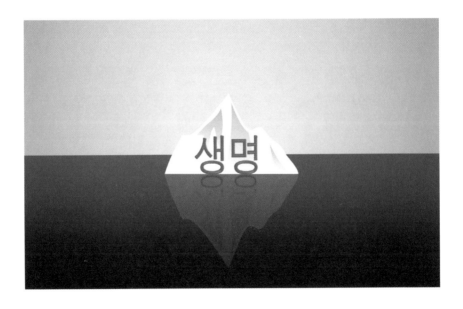

산부인과 의사들이 낙태 시술을 하는 이유

대한산부인과의사회가 회원들을 대상으로 2010년도에 설문조사를 실시했다. 이에 따르면 사회경제적 사유의 임신중절을 허용하도록 모자보건법을 개정해야 한다는 의견이 90%에 이르렀다. 다수의 산부인과 의사가 거의 전면적인 낙태 허용을 주장하는 이유는 여러 가지이다.

임산모의 낙태 요구를 거절하기 어려운 점이나 낙태가 여성의 자기 결정권에 속한다는 개인적인 소신도 있겠지만 무엇보다 낙태 시술로 얻는 경제적인 이유가 가장 중요한 이유이다.

상당한 이득이 발생하는 상황에서 '낙태란 무엇인지' 산모에게 원칙에 입각해 양심적인 조언을 하기란 결코 쉽지 않다. 이것이 낙태의 위험에 대해 일반 국민이 무지하게 된 원인 중 하나다.

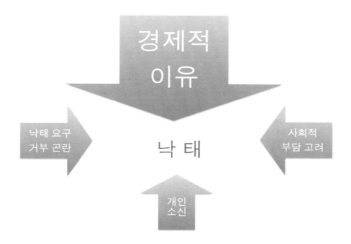

여성의 재생산권을 주장하는 것에 대하여

낙태를 근절하자고 호소하는 운동에 반대하는 논리로 일부 여성단체에서는 임신과 출산 등 여성의 재생산권을 정부의 인구정책 수단으로 삼지 말아야 하며 누구도 간섭하면 안 된다고 주장한다. 그러나 1970~80년대 경제개발 5개년 계획이 가열차게 진행되던 당시 낙태를 포함한 강력한 산아제한 정책이 시행될 때 아무도 재생산권에 대한 간섭과 침해를 말한 사람이 없다. 낙태 강요에 대하여는 재생산권 간섭이라고 저항하지 않으면서 낙태 근절에 대하여는 재생산권 간섭이라고 주장하는 것은 모순된 일이다.

여성이 인구정책의 도구로 전락하지 않으려면 우선 여성 자신부터, 그리고 여성의 권익을 대변한다는 단체들부터 솔직해지고 원칙을 지키도록 노력해야 한다.

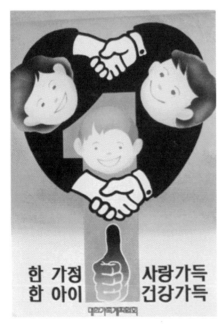

1980년대의 출산 억제 정부 포스터
(출처: 대한가족계획협회)

산아제한 정책으로 얻은 것과 잃은 것

주요 연도에 따른 합계 출산율을 살펴보면 아래와 같다.

1960년(베이비 붐 당시) – 6.3

1973년(낙태 허용 모자보건법 제정) – 4.1

1983년(모자보건법 도입 후 10년 경과, 적정 합계 출산율에 도달한 시기) – 2.08

2002년(출산 억제 정책 공식 폐기) – 1.17

2009년(현재) – 1.15

정부가 산아제한을 위해 1973년 도입한 모자보건법으로 1960년 6.3이던 합계 출산율은 1987년에 1.6명으로 감소한다. 이 기간 동안 출산율이 떨어지게 된 이유의 32.2% 정도는 낙태 시술 때문이라는 보고가 있다.

결국 정부는 낙태라는 방법까지 동원한 산아제한 정책으로 인구 억제에서는 큰 성공을 거두는 반면, 여성의 인권 증진이라는 점과 생명존중이라는 점에서는 큰 실패를 안게 되었다.

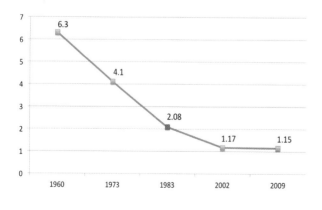

합계 출산율

(출처: 통계청 출생 통계, 2005년 여성의 재생산권에서 본 낙태와 모자보건 정책, 조영미)

언제부터 낙태에 대하여 무감각해졌나?

다음 그래프는 1977년 가족계획 연보에 실린 정부의 가족계획 사업 실적 표이다.

주목해서 보아야 하는 부분은 월경조절술이라는 항목으로 연간 1만6343 건이나 시행된 점이다. 월경조절술은 월경이 없으면 임신 여부를 확인하지 않고 바로 병원에 가서 흡입기를 통하여 자궁 안의 내용물을 뽑아내서 월경을 정상화시키는 것인데, 실질적으로는 초기 낙태 시술에 해당한다.

정부가 낙태에 대한 심적 거부감을 줄이면서 효과적으로 낙태를 하기 위해 월경조절술이라는 구실로 낙태를 조장한 셈이다. 이것이 이후 국민들로 하여금 낙태에 대하여 무감각해지게 만든 원인의 하나이다.

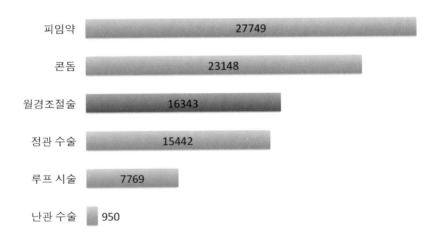

가족계획 사업

(출처: 1977년 가족 계획 연보)

태아는 아직 태어나지 않은 어린이

아이를 작은 어른(small adult)이라고 부르지는 않는다.

군이 그렇게 부르지 않아도, 아이나 어른이나 육체적, 정신적 발육은 다를지 모르지만 인권과 같은 기본적인 권리에서는 차이가 없기 때문이다.

미국에서는 태아를 '곧 태어날 아기(preborn baby)'라고 부른다.

일정한 시간이 지나면 아이가 어른이 되듯 태아도 외부의 방해가 없다면 일정 기간 후 아기가 되므로 아기와 다를 것이 없다는 의미이다.

이는 역설적으로 현실에서는 태아가 아기와 비교하여 단순한 발육에서의 차이 정도가 아니 그 이상의 차별이 존재한다는 바증이다

그러나 결국 낙태에 대한 이런 무감각증은 영아 살해에 대한 무감각증으로, 영아 살해에 대한 무감각증은 성인 살인에 대한 무감각증으로 연결되고 있으며 많은 기사들이 이를 보여주고 있다.

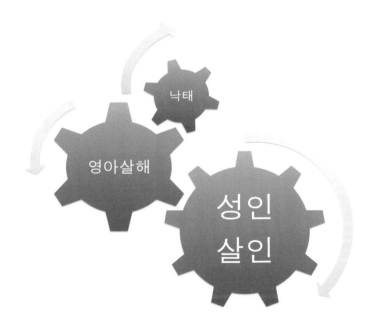

태아에 대한 다양한 견해

1. 산모의 몸속에서 자라면서 영양과 건강을 빼앗는 종양의 일종

2. 산모와 가정을 사회 경제적으로 곤란한 상황으로 내모는 골치 덩어리

3. 행복 추구에 방해가 되므로 산모의 마음대로 결정할 수 있는 대상

4. 국가 인구정책 수단의 대상이자 미래의 자원

5. 아직 태어나지 않았지만 그 자체만으로 인간과 다름없이 소중한 존재

당신이 태아에 대하여 생각하는 답은 이 중에 어떤 것인가?

혹시 5번이 아니라면 인간의 존엄성 혹은 생명의 소중함은 언제 부여된다고 생각하는가? 뱃속에 있다가 나오는 순간이나 말을 해서 의사 표현을 하게 되는 순간인가? 혹은 경제적으로 자립하는 시기나 사회적으로 인정받는 시기인가?

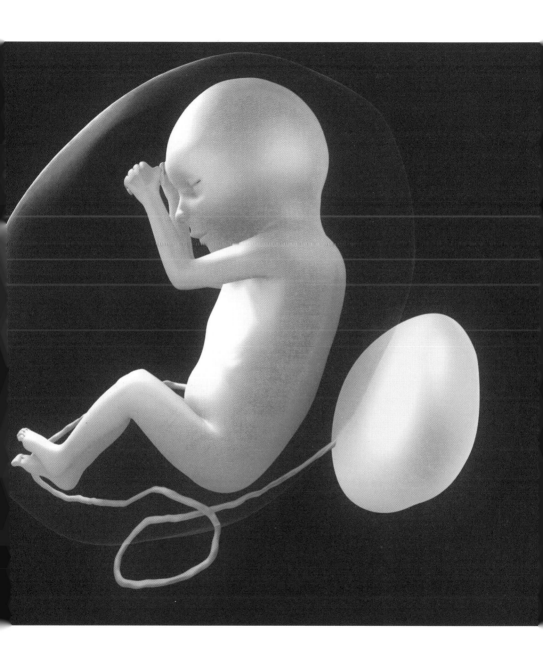

낙태라는 이름의 기차

불경 중의 하나인 열반경에 군맹무상(群盲撫象)이라는 제목으로 장님이 코끼리를 만지는 이야기가 나온다. 장님 여럿이 코끼리를 만져 보고 나서 상아를 만져본 사람은 '무' 같다고 하고 귀를 만져본 사람은 씨앗을 켜는 '키' 같다고 하며 꼬리를 만져본 사람은 '새끼줄' 같다고 말한다는 내용이다. 여기서 각각의 장님은 나름대로 코끼리의 한 특성을 제대로 묘사했지만 코끼리의 실체를 정확히 안다고는 할 수 없다.

낙태에 대하여 국민 혹은 여성이 아는 시각도 이와 크게 다르지 않다. 낙태라는 것을 눈 한번 질끈 감으면 금방 끝나는 별것 아닌 일로 알고 있는 사람이 많다. 그런 왜곡된 판단은 코끼리를 무 같은 어떤 것이라고 생각했다가 겪게 될 위험보다 훨씬 더 큰 위험을 초래할 수 있다.

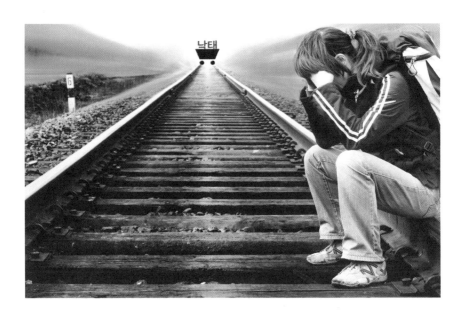

낙태 전면 합법화의 득과 실

사회 경제적 사유의 낙태를 포함한 낙태 전면 합법화의 이득으로 다음을 생각할 수 있다.

1. 불법의 굴레를 벗겨주어 낙태죄로 인한 처벌을 면해준다.
2. 낙태 시술의 양성화로 음성적 시술로 인한 후유증 발생 위험을 줄여준다.
3. 낙태 시술 현황에 대한 파악이 쉽다.
4. 합법적 경쟁을 통해 시술 비용의 감소를 기대할 수 있다.
5. 여성이 마음대로 결정하는 것이 하나 더 늘어난다.

반면 손해라고 할 수 있는 것은 낙태를 억지하기가 훨씬 더 어려워진다는 점 하나다. 그게 전부다. 그러나 그 하나는 태아의 생명 희생, 여성의 건강 희생, 사회의 윤리 희생, 국가의 미래 희생, 인간의 기본권 희생 등 온갖 비극이 모두 들어 있는 판도라의 상자와 같다.

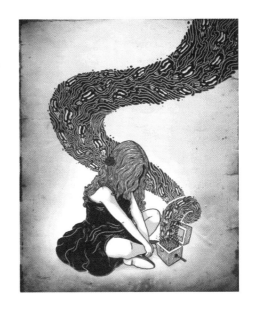

흡연과 낙태의 비교

흡연과 낙태는 비슷한 점도 있고 다른 점도 있다. 가장 크게 비슷한 점은 둘 다 우리에게 매우 해롭다는 것이고, 가장 크게 다른 점은 그럼에도 그 대응 방법이 다르다는 것이다.

흡연은 자신은 물론 남의 건강과 생명까지 앗아가기 때문에 어떻게 해서라도 중단하는 게 최선이다. 그러나 낙태에 대하여는 자신과 남의 건강, 생명을 앗아가지만 어쩔 수 없는 일이라고 생각한다.

죽은 사람을 살리는 일은 할 수 없다. 산 사람을 죽이는 일은 가능한 일이다. 그러나 해서는 안 되는 일이다. 비록 아직 모체 밖으로 나오지 않았더라도 말이다.

	흡연	낙태
빈도	국민의 다수가 함	가임 여성의 다수가 함
중단시 이득	자신과 남의 건강과 생명	자신의 건강과 태아의 생명
주대상	청소년	청소년
접근성	할 수 있는 장소가 매우 제한	대부분 산부인과에서 시술 가능
홍보 예산	80억	3천만원
하는 사람을	의지가 박약한 사람으로 봄	어쩔 수 없어서라고 생각함
말리는 사람	건강 수호자로 본다	여성 인권 침해자로 본다
국민적 공감대	줄이거나 근절하자고 함	없음
중단에 대한 견해	의지만 있으면 끊을 수 있는 것	절대 근절할 수 없는 것

세계 각국의 낙태 건수

　대체로 인구가 많은 나라에서 낙태도 많이 발생하지만 반드시 그런 것만도 아니다. 그 나라의 규모나 경제력이 아니라 생명존중에 대한 인식이 전체 낙태 건수에 크게 영향을 끼친다.

　우리나라와 인구나 경제 규모가 비슷한 캐나다(총인구 3200만명, 연간 출생아수 33만6003명, 2008년도 수출 규모 세계 9위)의 연간 낙태 건수는 10만763건에 불과한 반면 우리나라(총인구 4800만명, 연간 출생아수 43만8062명, 2008년도 수출 규모 세계 10위)의 연간 낙태 건수는 34만2434건으로 캐나다보다 3.4배나 높다. 그것도 대부분의 지역에서 낙태가 합법인 캐나다와 달리 우리나라는 낙태가 불법이기 때문에 통계로 잡히지 않은 건수가 상당히 많을 것으로 추정되는 데도 그렇다.

국가	출생아수	낙태아수
한국	438,062	342,434
중국	17,780,000	6,658,550
캐나다	336,003	100,763
미국	4,143,000	1,206,200
영국	715,996	206,975
프랑스	767,816	210,664
일본	1,110,721	301,673
독일	685,795	124,023
스웨덴	105,913	17,910

국가별 낙태 건수

(출처: 2005년 복지부 인공임신중절 실태조사)

각국의 출생아 대비 낙태율 비교

　정부 공식 통계에 의하면 2005년도 당시 출생아수는 43만8062명이었고 낙태 건수는 34만2434건이었다. 이는 하루 1000명에 달하는 태아가 낙태로 사라졌다는 의미이다. 출생아 대비로는 낙태율이 78.17%인데, 이는 우리나라와 함께 3대 낙태 공화국으로 불리는 중국과 베트남보다도 훨씬 높은 수치다. 전문가들은 통계로 드러나지 않은 낙태까지 감안할 경우 아마도 출생아수보다 낙태아수가 더 많을 것으로 추측하고 있다.

　우리나라는 경제적으로 세계 12위에 속하는 선진국이라고 한다. 그러나 태아의 생명 보호와 여성의 출산권 보호 차원에서는 아직 한참 후진국이다.

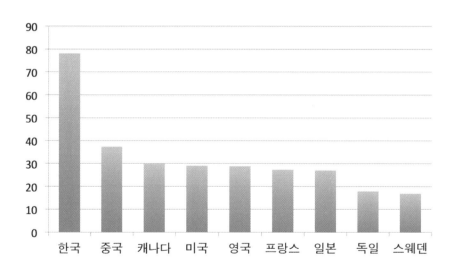

국가별 출생아 대비 낙태율

(출처: 2005년 복지부의 인공임신중절 실태조사)

낙태 처벌법의 사문화 경향

"인간의 생명은 잉태된 때로부터 시작되는 것이고 회임된 태아는 새로운 존재와 인격의 근원으로서 존엄과 가치를 지니므로 그 자신이 이를 인식하고 있든지 또 스스로 방어할 수 있는지에 관계없이 침해되지 않도록 보호되어야 함이 헌법아래 국민일반이 지니는 건전한 도의적 감정과 합치되는 바이다."

위는 1985년 대법원 판례이다.

그러나 이후 낙태죄에 대한 선고 현황을 보면 다음과 같다.

2006년 입건 65건, 기소 10건, 집행유예 2건, 선고유예 1건.
2007년 입건 44건, 기소 7건, 집행유예 4건, 선고유예 3건.
2008년 입건 66건, 기소 9건, 집행유예 2건, 선고유예 1건.

실형을 받은 건은 단 한 건도 없다.

결국 낙태 처벌법이 죽어감으로써 연간 수십만의 태아들이 함께 죽어가고 있다.

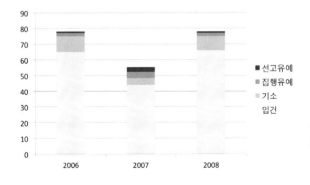

낙태죄에 대한 선고 현황
(출처: 대법원, 대검찰청)

다양한 집단에 대한 사회적 차별 인식 정도

아래 그래프는 다양한 집단에 대한 사회적 차별 인식 정도를 조사한 통계 결과이다.

참고로 점수가 높을수록 차별이 자주 일어난다고 보면 된다(1: 전혀 없다, 4: 매우 많다).

차별 인식 정도를 보았을 때 미혼모보다 높은 것은 동성애자뿐일 정도로 미혼모에 대한 사회적 편견과 차별 의식은 매우 높다. 세계적으로도 미혼모에 대한 차별과 편견은 낙태율이 높은 나라일수록 크다. 따라서 낙태의 많은 사유를 차지하는 미혼 여성에서의 낙태를 줄이기 위해서는 무엇보다 우선 미혼모에 대한 사회적, 제도적 차별과 편견을 없애야 한다.

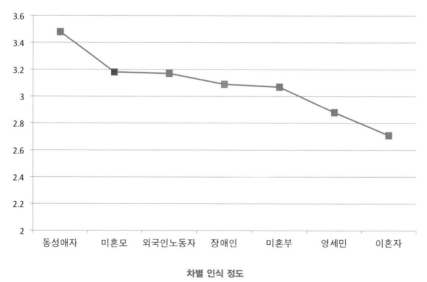

차별 인식 정도

(출처: 2009년 한국여성정책연구원 '미혼모와 그들 자녀에 대한 국민의식 조사')

가임 여성 1000명당 낙태 건수

　각국의 가임 여성(15~44세 여성) 1000명당 낙태 건수는 아래 그래프와 같다.

　통계의 기준 연도는 다소 다르지만 우리나라는 낙태율에 있어서 세계 최고라는 것을 알 수 있다. 그리고 가장 수치가 낮은 네덜란드도 6.5에 이른다. 비록 수치가 우리보다 낮기는 하지만 다른 나라들의 낙태율도 상당히 높은 수준이다.

　어느 나라에서든 용인될 수 있는 살인 건수라는 것은 없으며 살해당하는 개인에게는 인생을 통틀어 그것이 가장 비극적인 일이다. 마찬가지로 낙태율에 관한 한 받아들여 질 수 있는 정상 수치라는 것은 없다. 모든 국가는 낙태 건수가 0이 되는 것을 목표로 최선의 노력을 기울여야 한다.

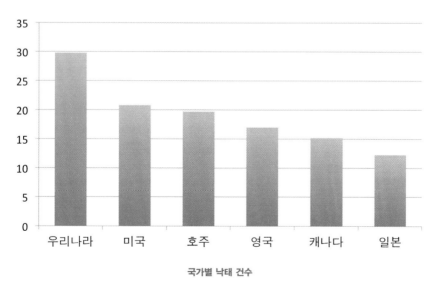

국가별 낙태 건수

(출처: 2005년 복지부 인공임신중절 실태조사)

국가별 낙태 허용 범위

전 세계 193개국의 낙태 허용 범위를 조사해본 결과 98%의 국가가 산모의 생명 보호 차원에서, 27%의 국가가 본인의 의사에 따라 낙태를 허용하고 있다. 우리나라의 경우 법적으로 허용하는 낙태는 산모의 생명 보호 차원부터 산모의 건강 위협, 강간에 의한 것으로 세계적으로는 중간 정도의 법적 억지력을 지녔다고 볼 수 있다(그래프에서 파란색은 우리나라에서 합법인 사유, 빨간색은 우리나라에서 불법인 사유).

그러나 실질적으로는 본인의 의사에 따른 낙태도 법적 처벌을 거의 받지 않기 때문에 낙태에 관하여 우리나라는 완전 자유 국가로 분류된다.

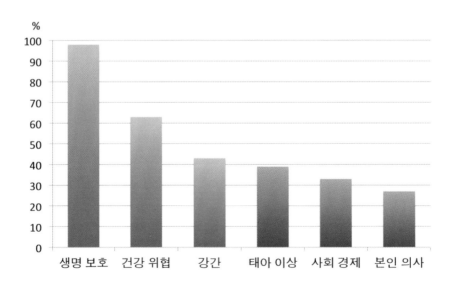

사유별 낙태 허용 범위

아래 내용은 전 세계 193개국의 낙태 허용 범위에 따른 분류이다.

산모의 생명 구명 차원 낙태는 조사 대상 국가의 98%인 189개국이 허용하고 있다. 그 외 산모의 신체적 건강 위협 시 허용 63%, 산모의 정신적 건강 위협 시 허용 62%, 강간 시 허용 43%, 태아의 신체적 이상 시 허용 39%, 사회 경제적 사유 시 허용 33%, 본인 의사에 따라 허용 27%이다.

우리나라는 강간에 의해 임신했을 때 낙태를 합법적 사유로 인정하고 있지만 과반수가 넘는 110개국은 강간에 의한 임신에도 낙태를 법적으로 인정하지 않고 있다. 본인 의사에 따른 낙태를 법적으로 허용하는 국가는 193개국 중에서 불과 52개국뿐이다.

사유	허용 국가	불허 국가
산모의 생명 보호 차원	189	4
산모의 육체적 건강 위협시	122	71
산모의 정신적 건강 위협시	120	73
강간	83	110
태아의 신체적 이상	76	117
사회 경제적 사유	63	130
본인 의사에 따라	52	141

영국과 캐나다의 낙태율 비교

영국에서는 TV에 10대 출산을 줄이기 위한 낙태 광고가 나온다. 영국 왕립산부인과대학은 태아가 임신 24주까지 고통을 느끼지 못한다는 보고서도 발표했다.

캐나다는 미혼모를 대상으로 한 취업 및 교육 인센티브 정책이 다양하다. 캐나다 토론토 소재 마운트 사이나이 병원 연구진은 한 번이라도 낙태한 경험이 있는 여성은 이후 저체중 아기를 조산할 가능성이 있다고 발표했다.

아래 그래프는 영국과 캐나다의 가임 여성(15~44세) 인구 1000명당 낙태 건수의 비교이다. 낙태에 대한 인식과 노력이 얼마나 중요한가를 보여준다.

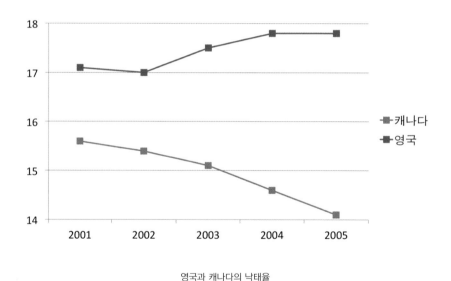

영국과 캐나다의 낙태율

낙태를 하기에 가장 적절한 시기

낙태는 임신 12주 미만에서 96.3%, 12주 이상~20주 미만에서 3.4%, 20주 이상에서 0.3% 발생한다. 즉 대부분의 낙태 시술은 임신 12주 미만일 때 이뤄진다. 이는 12주 이상의 낙태가 위험성이 더 높다는 생각, 비용이 더 많이 드는 점, 아이의 형체가 생긴 이후의 낙태에 대한 윤리적 거부감 때문에 비롯된 현상일 것이다.

낙태하지 않았을 경우에 안전성을 100으로 보면 12주 미만의 낙태 시 안전성은 20, 12주 이상이 됐을 때 안전성은 10정도다. 초기 낙태에 비해 중기 낙태는 두 배 가량 더 위험하지만, 낙태하지 않았을 경우에 비하면 그 둘의 안전성은 그야말로 '도토리 키재기'다. 또한 윤리적인 차원에서는 초기 낙태이든 중기 낙태이든 그 둘 사이에는 아무런 차이가 없다. 따라서 낙태를 하기에 가장 적절한 시기는 없다.

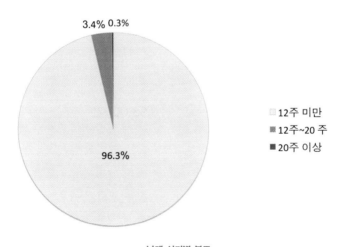

낙태 시기별 분포

(출처: 2005년 복지부 인공임신중절 실태조사)

국내의 연간 낙태 건수 - 기혼 vs 미혼

　결혼 여부에 따른 국내의 연간 낙태 건수는 아래 그림과 같다.

　낙태는 기혼 여성에게도 문제이지만 미혼 여성에게는 아직 미성숙한 신체에 대한 후유증 위험, 앞으로 출산을 해야 하는 상황 그리고 정신적인 부담이라는 측면에서 훨씬 위험성이 높다.

　그럼에도 미혼 여성에게 시술되는 낙태가 상대적으로 그 비율이 높거나 거의 비슷한 것은 심각한 문제다. 특히 낙태를 초래한 성 상대자가 장래의 남편이 아닐 경우 수술 사실을 숨겨야 하며, 그로 인한 심리적인 죄책감도 커지기 마련이다. 이는 향후 부부관계에도 상당한 악영향을 끼치게 된다.

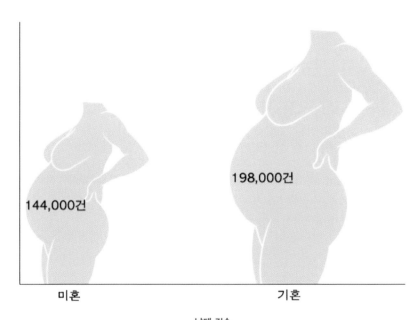

144,000건　　미혼

198,000건　　기혼

낙태 건수

(출처: 2005년 복지부 인공임신중절 실태보고)

미혼 여성의 낙태 사유

　미혼 여성의 경우 93.7%가 아직 미성년자이거나 미혼이라는 점 때문에 낙태를 결정한다. 그 외 임신 중 약물 복용이나 경제적 어려움 등의 이유도 있지만 대부분 5% 이하의 작은 부분만을 차지한다. 즉 미혼모에 대한 차가운 사회적 시선, 출산과 양육을 할 만한 기반이 마련되지 않은 점이 미혼 여성으로 하여금 출산을 못하게 만든다.

　신체 발달의 가속화, 성에 대한 접근성 증가, 성윤리 의식의 퇴보 등으로 해서 미혼 여성의 임신은 점점 더 늘어나는 추세다. 그러나 사회의 차별 의식은 오랫동안 누적된 문화의 영향을 받기 때문에 하루아침에 좋아지지 않는다. 그러므로 상당한 노력이 없다면 앞으로도 미혼 여성의 낙태는 결코 줄어들지 않을 것이다.

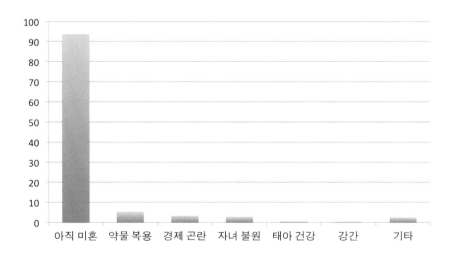

미혼 여성의 낙태

(출처: 2005년 고려대 인공임신중절 실태조사 보고서)

기혼 여성의 낙태 사유

　기혼 여성의 70%가 더 이상 자녀를 가질 계획이 없기 때문에 낙태를 했다고 한다. 그 외에 다른 이유로는 경제적 어려움이 17.5%, 임신 중 약물 복용이 12.6%를 차지했다.

　부부가 몇 명의 자녀를 둘 것인가 하는 것은 양육과 교육에 드는 경제적 부담, 자녀에 대한 인식, 자신의 인생을 방해받고 싶지 않은 욕구, 자녀수에 대한 그 사회의 보편적인 시각 등 여러 요인의 영향을 받는다. 불과 20~30년 전만해도 적절한 자녀수는 3명 정도라고 생각했는데 지금은 합계 출산율이 1.12명에 불과하다. 한 자녀로 만족하는 가정이 많아지고 있다는 뜻이다.

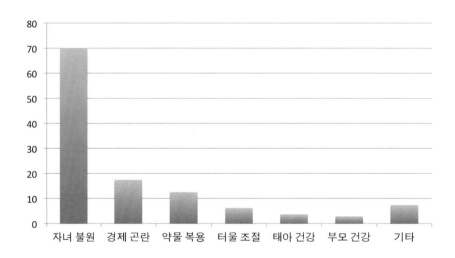

기혼 여성의 낙태

(출처: 2005년 고려대 인공임신중절 실태조사 보고서)

사유별 낙태 허용 응답률

적응 사유별로 본 낙태 허용 응답률이다.

생명 구명 차원, 성폭력, 산모의 정신적·유전적 질환에 대한 것은 허용해야 한다는 응답이 많으며 현재 법적으로도 허용 기준에 속한다. 미혼 미성년자 임신의 경우 설문에서는 과반수가 낙태 허용을 찬성하지만 법적으로는 현재 불법으로 분류되어 있다. 그 외에 미혼 성년의 낙태나 경제적 사유에 의한 낙태는 과반수가 낙태 허용에 반대하고 있다. 따라서 미혼 미성년인 경우를 제외하면 아직은 사회 경제적 사유에 의한 낙태에 다수 국민은 찬성하지 않고 있는 것을 알 수 있다.

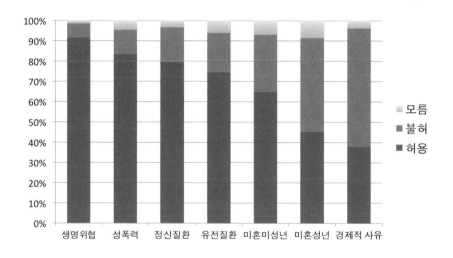

낙태 허용률

(출처: 2008년 이인영 "낙태죄 허용 한계에 대한 재구성, 개정의 제언")

대한민국은 지금 낙태 중

2005년도 통계에서 연령별 낙태 건수를 살펴보면 다음과 같다.

전체 낙태 건수는 34만2434건이고, 그 중 20세부터 39세 사이 왕성한 출산 연령층에서의 낙태는 물경 30만200건으로 전체 낙태의 87.7%를 차지한다. 출산파업이라는 말도 있을 정도로 젊은 여성들이 출산하는 것을 포기하고 있다. 또 그 중 상당한 숫자는 피임에 실패하면 출산하기보다 낙태를 선택한다.

19세 이하나 40세 이상에서의 출산은 사실 경제적 여건 미비나 사회적 편견 등 여러 가지 요인 때문에 어렵다고 해도, 20세부터 39세 사이 성인 여성에서의 낙태가 그만큼이나 많다는 것은 심각한 일이다.

	기혼 여성	미혼 여성	전체
15세 미만	0	118	118
15~19세	293	11,556	11,849
20~39세	169,253	130,947	300,200
40세 이상	28,970	0	28,970
전체	198,516	143,918	342,434

연령별 낙태 건수

(출처: 2005년 복지부 인공임신중절 실태조사)

연령별 낙태 건수

2005년도 통계에서 연령별 낙태 건수를 살펴보면 다음과 같다.

전체 낙태 건수 34만2434건 중에서 24세까지는 미혼 여성의 낙태가 월등히 많다가 25세를 넘어서면서부터 기혼 여성의 낙태가 늘어난다. 여성의 초혼 연령은 1990년 24.8세이던 것이 상기 통계가 이루어지던 2004년도에는 27.5세로, 2009년에는 28.7세로 점차 높아진다는 것은 그만큼 상대적으로 미혼 여성의 비중이 늘어나고 있다는 뜻이다.

그 이야기는 미혼모에 대한 사회적 편견이 변하지 않는다면 미혼 여성의 낙태가 더 늘어날 가능성이 있다는 의미이다. 낙태 문제가 만혼이라는 시대적 변화와 맞물려 해결하기 쉽지 않은 문제가 되고 있다.

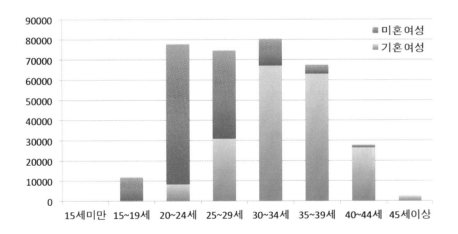

연령별 낙태 건수

(출처: 2005년 복지부 인공임신중절 실태조사)

태아의 낙태 과정

1. 임신 초기(약 4주~12주) 태아의 낙태 과정

A. 질경을 집어넣고 날카로운 겸자로 자궁 입구를 잡은 후 흡입을 위한 카눌라를 자궁 안으로 집어넣는다.

B. 카눌라를 통해서 양수, 태아 조직과 태반을 흡입해낸다.

C. 자궁 내강을 큐렛이라는 기구로 긁어내고 남아 있는 조직 없이 잘 제거되었는지 확인한다.

2. 임신 중기(약14주~24주) 태아의 낙태 과정

A. 벌어진 자궁 입구를 통하여 겸자라고 부르는 끝에 요철이 있는 긴 기구를 자궁 안에 넣는다.

B. 겸자로 태아의 머리나 팔 혹은 다리 등 일부 부위를 강하게 잡고 질강 쪽으로 잡아당긴다.

C. 일부 태아 신체가 떨어져 나오고 남아 있는 다른 조직을 마찬가지 방법으로 겸자로 잡아서 당긴다.

D. 태아 머리는 크고 단단해서 잘 빠져 나오지 않기 때문에 겸자로 짓눌러서 쭈그러 트려서 꺼낸다.

E. 태반과 양수 등 나머지 잔류 조직들을 큐렛이라고 하는 기구로 긁어내거나 흡입기를 통하여 뽑아내어 마무리한다.

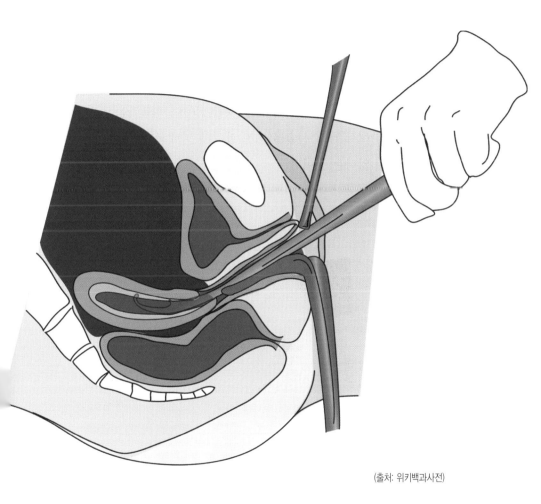

낙태 시 의료기관 접근성에 대한 국민의 인식

　전국 만 20세 이상 남녀 6744명을 대상으로 '현행법에서 허용하고 있지 않은 이유로 임산부가 인공임신중절을 하고자 할 경우, 수술을 할 수 있는 의료기관을 찾기가 어떻다고 생각하세요?'라는 질문에 대하여 과반수가 넘는 52.1%인 3,511명이 매우 쉽거나 쉬운 편이라고 대답했다.

　합법적 낙태가 아닌 불법 낙태에 대한 것임에도 이 정도라는 것은 상당히 많은 산부인과에서 낙태 시술을 하기 때문에 낙태 시술 병의원을 찾는 것이 그리 어렵지 않다는 뜻이다.

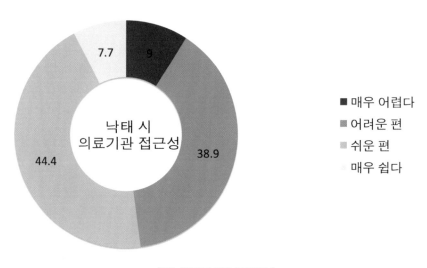

(출처: 2009년 KBS 추적 60분)

안전한 낙태 = 깨끗한 똥?

낙태 옹호론자들은 낙태가 불법화되면 음성적 낙태로 인한 낙태후유증이 늘어나므로 안전한 낙태(safe abortion)를 위해 낙태를 합법화해야 한다고 주장한다. 이 말은 언뜻 보면 그럴싸해 보이지만, 의학적으로 생각해보면 맞지 않는 말이다. 안전한 낙태라는 말은 깨끗한 똥이라는 말과 다름없다. 똥은 온갖 세균과 노폐물로 뭉쳐 있기 때문에 아무리 깨끗이 한다 해도 그 자체로 이미 더러운 것이다.

비전문가에 의한 시술이나 적절한 환경이 아닌 곳에서의 시술이 더 위험하기는 하겠지만, 그 증가폭은 낙태 시술이 원래 안고 있는 기본적인 위험에 비하면 아무것도 아니다.

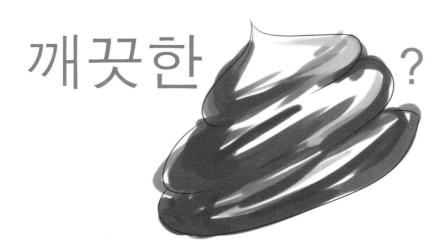

낙태의 합법화와 낙태율의 관계

낙태 시술에 관한 법적 허용 범위가 비교적 넓은 유럽 국가에서 낙태율이 낮다는 사실을 예로 들며, 우리나라에서도 낙태의 합법 허용 범위를 늘리면 낙태율이 줄어들 것이라고 주장하는 사람들이 있다. 이런 주장은 두 가지 점에서 오류가 있다.

첫째는 "키가 큰 사람은 큰 옷을 입었기 때문이다. 그러니 당신도 키가 크고 싶다면 큰 옷을 입어라"는 말처럼 종속 관계의 잘못된 적용이다. 유럽 국가들에서 낙태율이 낮은 것은 낙태가 대폭 합법화되어서가 아니라 이미 스스로 낙태를 피하고자 하는 윤리가 발달하여 굳이 법으로 낙태를 금지하지 않아도 되기 때문이다.

둘째는 "살인죄를 없애면 살인이 줄어들 것이다"는 말처럼 억지력을 통하여 잘못된 행동을 줄이고자 하는 법의 기본 목적에 대한 무지이다. 중국은 낙태에 대하여 아예 금지 조항이 없지만 낙태율이 매우 높다. 따라서 낙태 합법화 정도는 낙태율과 아무 상관성이 없다는 것이 현재 다수 전문가의 견해다.

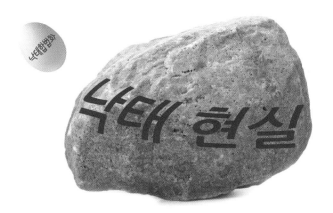

권리는 다른 사람의 피해를 전제로 할 수 없다

일부 여성들은 낙태의 권리를 주장한다. 그러나 여성에게는 그 이전에 태아를 자궁에서 안전하게 키우고 건강하게 출산해야 할 의무가 있다. 이는 법적으로 부여된 의무가 아닌, 생물학적으로 그리고 윤리적으로 부여된 인간의 그리고 엄마로서의 기본적인 의무다. 이런 기본적인 의무보다 낙태권이라는 사회적 권한이 우선시될 수는 없다.

학생은 교육받지 않을 권리를 주장할 수 있지만 그것을 위해 스승을 살해할 권리를 가질 수는 없다. 더욱이 학생은 스승을 살해하지 않고도 교육에 대한 기부권을 행사할 다른 방법이 있지만 안타깝게도 태아에게는 나른 선택의 여지가 없다.

태아가 엄마의 보살핌이 없이, 낙태권이 행사되는 가운데 자신의 생명을 잃지 않을 수 있는 다른 방법이란 없다. 오직 엄마에게 자신의 생명을 의지해야 한다. 따라서 낙태권이란 성립되지 않는다. 한쪽의 선택권이 인정되려면 다른 쪽도 선택할 권리를 행사할 수 있어야 한다.

태아가 다른 여성의 자궁 또는 외부의 지궁으로 옮겨갈지 말지 선택할 수 있을 때나 여성도 태아의 유지 여부의 선택권을 가질 수 있다.

여성의 자기 몸에 대한 결정권이 인정되는 범위는?

비행기의 기장이 자신이 원하는 것을 할 권리가 있다고 생각하며 비행하다 말고 더 이상 비행기를 조종하지 않는다면 어떤 현상이 벌어질까? 기장은 낙하산을 타고 안전하게 탈출하겠지만 비행기는 추락하고 탑승객들은 죽거나 크게 다칠 것이다. 이런 일은 기술적으로는 얼마든지 가능한 일이다. 하지만 우리는 그런 행동은 잘못된 것이라고 말한다. 기장이 가진 비행기 조종 권리나 기술은 승객들을 안전하게 목적지에 데려다 주는 일에만 사용해야 한다.

마찬가지로 임신한 여성이 태아와 관련하여 가질 수 있는 권리도 태아의 생명을 안전하게 보호하고 출산을 돕는 범위 안에만 국한된다. 엄마의 자궁에 몸을 실은 태아의 목적지는 출산이며 낙태가 아니다.

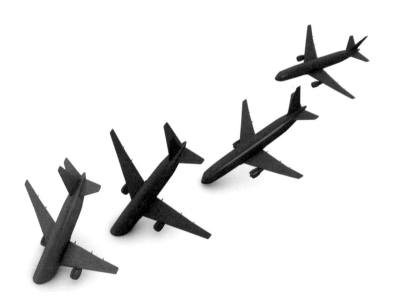

우리가 가진 권리

우리는 다른 사람에게 맞을 권리가 있는 게 아니라 다른 사람에게 부당하게 맞지 않을 권리가 있다.

우리는 가난하게 살 권리가 있는 게 아니라 가난으로부터 벗어나기 위해 불공정한 사회에 대해 개선을 요구할 권리가 있다.

우리는 차별을 받을 권리가 있는 게 아니라 차별이나 불평등한 대우를 거부할 권리가 있다.

우리는 자살할 권리가 있는 게 아니라 자살로 내모는 사회에 대하여 항의할 권리가 있다.

우리는 아직 태어나지 않은 아이일 뿐인 태아에 대하여 낙태할 권리가 있는 게 아니라 안전한 환경에서 축복받고 배려 받으면서 태아를 건강하게 출산할 수 있도록 요구할 권리가 있다.

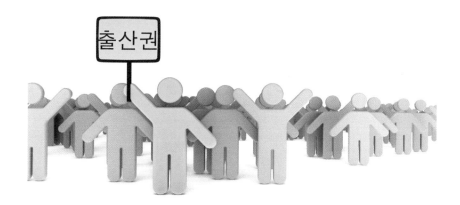

태아, 노예, 중세 여성의 공통점

"네가 태어나서 살기에는 세상이 너무 힘든 곳이다."

"네가 태어남으로써 너의 부모는 매우 곤란한 지경이 될 것이다."

단지 의사 표현을 할 수 없다고 해서, 누군가의 자궁 속에 있다고 해서 태아의 입장을 전혀 배려하지 않고 생명을 박탈해도 된다면 이 세상은 매우 삭막한 곳이 될 것이다.

의사 표현을 할 마땅한 수단이 없다고 하는 태아의 특징은 과거 아무런 권리를 가지지 못한 노예, 기본권조차 제한되었던 중세 여성이 가지고 있던 특징과 그리 다른 것이 아니다. 그들 모두는 자발적으로 인간다운 생존을 요구할 수단이 없었거나 아니면 있었다 해도 그런 권리를 박탈당했다.

태아 ≒ 중세여성 ≒ 노예

진정한 자기 결정권이란?

"한대 맞고 빵을 받을래 아니면 굶어 죽을래?"

여기서 맞는 것을 택한 경우를 두고 자기 결정권을 발휘했다고 할 사람은 없을 것이다. 자기 결정권이란 그 결정으로 하여 다른 불이익을 받지 않고 결정에 영향을 줄 다른 방해물이 없이 순전히 자신의 결정으로 무언가를 선택할 수 있는 권한이다.

마찬가지로 다음과 같은 선택을 던진다.

"낙태를 하고 사회 경제적 안정을 보장받을래 아니면 출산하여 사회 경제적으로 끝없는 나락으로 떨어질래?"

이런 경우 낙태를 선택하는 것을 두고 자기 결정권을 행사했다고 하기는 어려울 것이다.

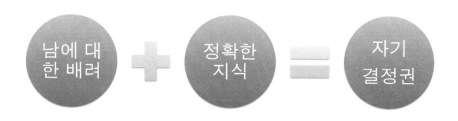

여성의 인권을 위하여

우리 앞에 두 종류의 세상이 있다. 하나는 여성만이 할 수 있는 임신이 축복받고 고마운 일인 세상이다. 다른 하나는 여성만이 할 수 있는 임신이 괴롭고 불이익을 초래하는 세상이다.

당신이 여성이라면 어떤 세상을 택할 것인가? 어떤 경우의 임신이든 임신과 출산이 축복받지 못하고 손해가 되는 세상에서 여성의 인권은 없다. 그리고 여성 스스로가 포기하는 권리는 어느 누구도 대신 찾아 주지 않는다.

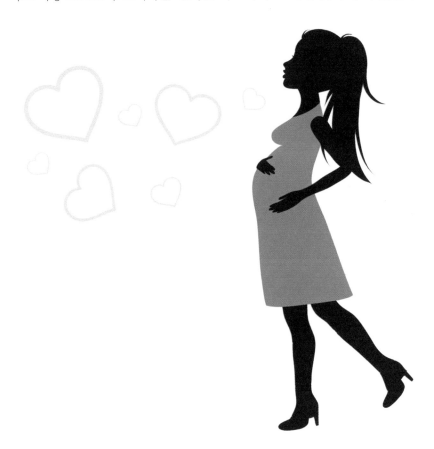

낙태로 얻는 이득과 낙태를 하지 않아서 얻는 이득의 비교

낙태를 해야 하는 이유로 흔히 다음과 같은 것들이 꼽힌다.

1. 여성의 몸에 대한 자기 결정권

2. 사회 경제적 안녕

3. 행복추구권

그러나 어린아이가 부모의 부속물이 아니듯이 비록 자궁 속에 있다고 해도 태아는 여성의 소유물이 아니다 태아는 성격, 생김새, 유전자 모두 엄마와 다르고 심지어는 성별도 다를 수 있다. 또한 아직 결혼하지 않았거나 혹은 돈이 부족하다는 이유로 태아를 없애도 좋다면 이 세상에 반드시 살아남아 있어야 할 이유가 있는 사람은 아무도 없을 것이다..

행복추구권이라는 것도 그것을 얻음으로써 행복을 누리는 것이지만 낙태로 행복감을 느꼈다는 사람을 단 한명도 보지 못했다. 설사 그 모두를 인정한다 해도 태아의 생명을 지키는 것보다 더 가치 있는 일은 아니다.

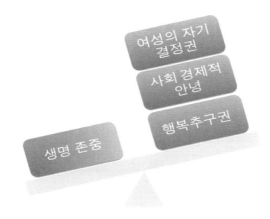

대부분의 낙태 사유

　2005년도에 복지부가 낙태에 관한 유일한 공식 통계를 내놓았다.

　통계에 따르면 15세 미만 어린 여성의 임신으로 인한 낙태는 0.03%, 강간에 의한 임신으로 인한 낙태는 0.2%에 불과하였다. 즉 낙태 찬성론자들이 종종 사례로 거론하는 강간에 의한 임신이나 어린 소녀의 임신은 전체 낙태의 0.3%도 안 된다. 전체 낙태 사유의 극소수인 셈이다.

　따라서 대부분의 낙태는 사회와 정부 그리고 개인의 노력과 의지에 따라 얼마든지 방지할 수 있는 것들이다. 그럼에도 불구하고 극소수의 사례를 들먹이면서 낙태에 대해 어쩔 수 없는 일이라고 손 놓고 있는 것은 인간의 기본적 의무에 대한 직무유기다.

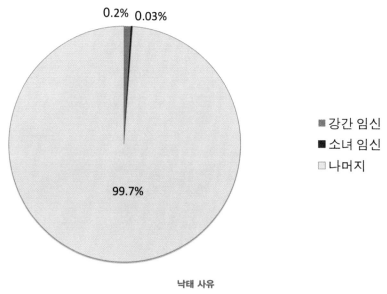

낙태 사유
(출처: 2005년 복지부 인공임신중절 실태조사)

모성은 가장 위대한 힘

　어떤 사람들은 모성을 그저 과거의 고루한 관습이나 여성을 옭아매는 남성 본위 사회의 비뚤어진 이념으로 생각한다. 그러나 모든 어머니의 가슴 속에 자리 잡고 있는 그런 모성이 없었다면 경제적으로 매우 힘든 시기에, 또는 자신의 생명조차도 안전을 담보하기 어려운 위험한 상황에서 자신보다 태아와 아이를 지키고자 하는 숭고한 행동은 나오지 않았을 것이다. 따라서 모성은 인간을 존속하게 하는 가장 원초적인 힘이자 본능이다. 거기서부터 우리의 미래와 희망 그리고 행복이 만들어진다.

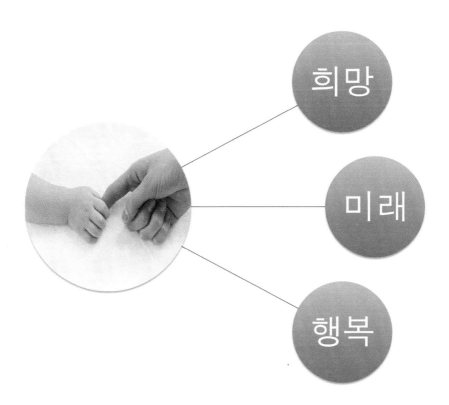

희망

미래

행복

약물 사용과 태아 기형 발생

2005년 복지부 통계에 의하면 태아 기형이나 장애의 걱정으로 낙태를 한 경우가 전체 낙태의 2.3%를 차지한다. 그러나 사실 태아 기형은 그렇게 많이 발생하지 않는다. 특히 많은 임산모들이 믿듯 임신 중 약물 복용도 기형 발생의 주원인은 아니다. 약물로 인한 기형은 전체 기형의 1%에서 2% 정도일 뿐이다. 또한 임신 초기에 약물을 복용하거나 주사를 맞아 기형이 발생하게 되면 거의 100% 자연 유산이 된다. 따라서 감기약이나 소화제나 항생제 등 약물을 사용했다고 무조건 낙태를 하는 것은 잘못된 일이다.

(태아에게 기형을 초래할 위험이 있는 약물 목록은 [부록]에 있음)

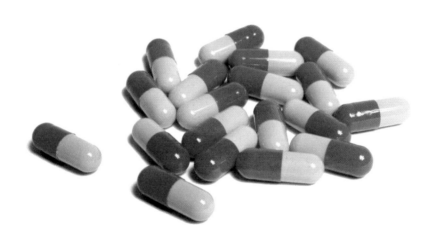

생명존중에 대한 인식과 착시

　아래 그림에서 양쪽의 빨간색 원은 크기가 같다. 하지만 주변의 파란색 동전의 크기로 인해 오른쪽의 빨간색 원보다 왼쪽이 더 작게 느껴진다. 이런 현상은 우리의 뇌가 주변 상황에 의해 영향을 받아 실제와는 다르게 받아들이기 때문에 생기는 것으로 착시라고 한다. 생명존중이라고 하는 추상적인 개념에도 이런 착시 현상을 적용할 수 있을 것이다.

　경제적 어려움 등 주변의 여건에 집중하고 큰 비중을 두면 태아의 생명이라고 하는 것은 하찮게 느껴지는 반면, 그런 외부 환경에 지나치게 의미를 두지 않는다면 태아의 생명은 상당히 크고 소중한 것으로 느껴진다. 생명의 가치는 항상 일정한 것이지만 주변 여건에 의해 그렇게 작게 느껴지거나 심지어는 아무 의미가 없는 것처럼 생각될 수도 있다.

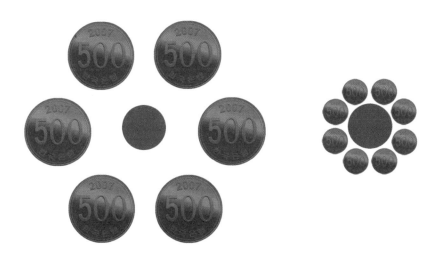

어디서 자를까?

낙태를 허용하는 임신 시기에 대하여는 나라마다 기준이 다른데, 12주로 정한 나라도 있고 20주로 정한 나라도 있다. 우리나라는 강간이나 근친상간 등 합법적 낙태의 경우 24주까지로 그 기간을 제한하고 있다. 아마도 그때가 의학적으로 생존이 가능한 시기라고 판단해서일 것이다.

그렇다면 시시각각 발달하는 의학 기술에 따라 그 기준은 수시로 변해야 할 것이고 경우에 따라 어제까지는 죄가 아니었던 것이 오늘은 중죄가 될 수도 있다. 또한 법적으로는 24주를 기준으로 하루 차이에 의해 무죄와 중죄의 사이를 오갈 수도 있을 것이다. 이는 매우 불공정한 일이다.

히포크라테스는 의사됨의 기본 자질로 "인간을 그 잉태된 때로부터 소중히 다룰 것"이라고 정해 두었다. 보호해 주도록 노력해야 할 생명의 기준을 따지면서 어디엔가 굳이 금을 그어야 한다면 잉태의 순간이 그나마 금을 긋기에 가장 적당한 시기일 것이다.

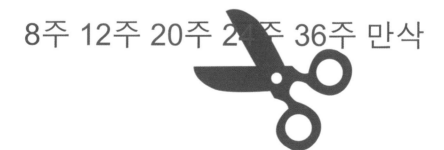

8주 12주 20주 24주 36주 만삭

낙태 상담소를 전제로 한 낙태 시술 합법화의 문제점

낙태 시술을 허용하는 임신 주수, 낙태 허용 사유, 허용 방법 등은 국가 별로 다소 다르다. 특히 독일, 영국, 스위스, 핀란드, 노르웨이 등의 유럽 국 가들은 특별 허가를 받은 의사의 인정이나 2인 이상 의사의 동의가 있으면 낙태 시술이 가능하다. 전문가의 소견을 바탕으로 꼭 필요한 낙태인지 한 번 더 생각하도록 하려는 목적일 것이다. 이런 것이 가능하기 위해서는 의 사들이 양심과 원칙에 바탕을 두고서 판단하고 조언한다는 전제가 있어야 한다.

우리나라에는 그런 제도가 아직 없지만 그런 상담제도가 도입될 경우 과 연 의사가 경제적 동인 등 다른 요인에 영향을 받지 않고 솔직하고 양심에 입각하여 조언과 판단을 해줄 수 있을지 모르겠다.

통계를 보면 사회 경제적 사유의 낙태에 대하여 90% 이상의 개원 의사가 '필요하다'고 답했다.

방법	국가
낙태 허용 여부를 2명 이상의 의사가 결정	독일, 영국, 프랑스, 핀란드
상담의사와 낙태 시술 의사를 분리	독일, 영국, 프랑스, 핀란드
낙태 결정 이전에 전문가 상담 의무화	네덜란드, 오스트리아, 이탈리아, 노르웨이

낙태 허용 조건

(출처: 2008년 연세대 의료법윤리학연구소, 2008년 대한산부인과의사회 통계)

낙태 금지법의 강화와 출산의 상관관계

낙태 금지법을 강화했을 경우 과연 어떤 일이 벌어질까 하는 것에 대한 예측은 낙태 문제의 해법 마련에 있어 중요하다. 여성 네티즌 2145명을 대상으로 실시한 온라인 통계에 의하면 '낙태 금지가 강화되었을 때 원치 않는 임신을 했을 경우'에 대한 응답은 다음과 같았다.

1. 낙태를 허용해 달라고 해당기관에 탄원서를 낸다 – 27%
2. 불법 시술소 등을 이용하거나 외국으로 나가서라도 낙태하고 온다 – 26%
3. 그냥 낳겠다 – 32%
4. 기타 – 15%

외국에라도 나가서 하고 온다는 사람도 꽤 있지만 그냥 낳겠다는 사람도 무려 32%나 된다. 낙태 억지력의 강화가 필요해 보이는 대목이다.

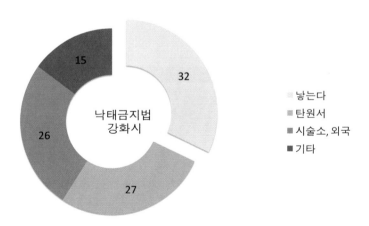

(출처: 2010년 여성 포털 이지데이 – '낙태에 대한 의식 조사')

낙태 금지에 대한 보안책으로 필요한 것

여성 네티즌 2145명(30대는 44%, 20대는 26%, 40대는 19%)을 대상으로 실시한 온라인 통계에 의하면 '낙태 금지에 대한 보완책으로 필요한 것'에 대한 응답은 다음과 같았다.

1. 기형아, 사생아 등의 출생에 따른 정부의 뒷받침 – 34%
2. 장애인, 사생아 및 미혼모 차별에 대한 사회 인식 전환 마련 – 30%
3. 미혼모 증가에 대한 정부의 대책 – 29%
4. 기디 – 7%

대부분이 미혼모의 출산과 기형아나 장애아 출산에 대한 대책을 꼽고 있다. 이는 정부의 노력과 의지를 가장 중요하게 여기고 있다는 것을 보여준다.

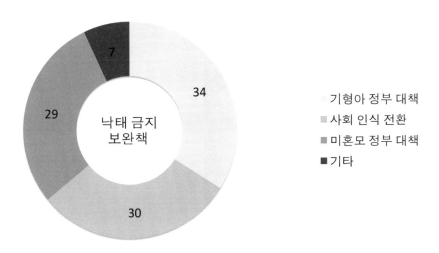

(출처: 2010년 여성 포털 이지데이– '낙태에 대한 의식 조사')

기형아와 낙태

아래 사진은 키위츠라는 외국 모델이 속옷 광고에 나온 모습이다. 우리나라에서는 산전 진단 기술의 발달과 함께 사소한 기형을 가진 태아나 교정이 가능한 기형을 가진 태아가 너무도 당연히 낙태되기 때문에 지금은 기형을 가진 아이를 보기가 쉽지 않다.

그리고 우리나라에도 뛰어난 예술가적 소질을 가진 장애인들이 있다. 하지만 이처럼 심한 장애를 가지고도 몸이 재산이고 그것을 보여주는 모델로 활동한다는 것은 우리 국민의 시각에서 보면 상상도 할 수 없는 일이다. 그러나 사실은 그것이 당연한 일이다.

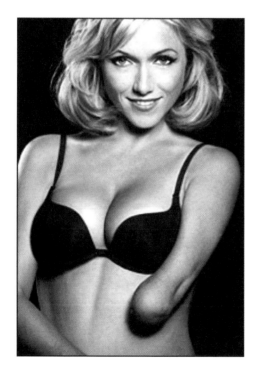

내 눈을 보세요
벨기에 출신 모델 타냐 키위츠

미혼모와 낙태

미혼모에 대한 사회적 편견이 심한 현실을 감안하면 여성의 낙태를 허용해주는 것이 타당하다는 주장이 있다. 그들이 헤쳐 나가야 할 현실이 너무 힘들 것이라고 생각하기 때문이다. 그러나 미혼모들이 출산권과 양육권을 주장하지 않고 낙태를 택함으로써 그런 잘못된 현실을 회피하기만 한다면 우리의 딸과 그 딸의 딸들도 영구히 같은 차별의 세상에서 살게 될 것이다.

어느 고등학교에 '공부 한 자 더 하면 미래의 아내가 바뀐다'는 급훈이 있다고 한다. 미혼모에 대한 사회의 차별 의식이 하루아침에 바뀌기는 어렵겠지만 바꾸기 위해 노력을 해야 언젠가는 그런 현실이 바뀌는 것이다.

내가 노력하면

내딸의 미래가 바뀐다

직업 보유에 따른 낙태 경험 유무

2009년도에 주부 5261명을 대상으로 실시한 임신력 조사 결과에 따르면 직장여성의 낙태율은 28.1%로 전업주부의 낙태율 12.9%에 비하여 2배가 넘는다. 이는 직장여성의 경우 임신으로 직장 내 승진에서 불리한 입장에 처해지거나 또는 퇴직을 강요받기 때문이다. 또한 직장 내 보육시설의 태부족으로 직장생활을 하면서 아이를 양육하는 것이 현실적으로 거의 불가능한 것도 이유의 하나다.

앞으로 전업주부보다 직장을 가지는 여성의 비율이 높아질 것으로 예상되는 점을 감안한다면 직장여성의 출산과 양육이 좀 더 쉬워지도록 하는 것도 낙태 문제의 해결에 있어서 중요한 관건이다.

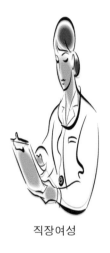

직장여성

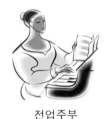

전업주부

직업 보유별 낙태율

(출처: 2009년 한국보건사회연구원, 정우진)

미혼모에서 임신이 된 이유는?

아래 그래프는 어느 미혼모 시설에 입소한 미혼모 84명을 대상으로 임신이 된 이유에 대한 통계를 낸 것이다.

교재 중 원치 않는 임신이 가장 많았다는 사실은 성지식과 성윤리의 부족이 그만큼 심각하다는 의미이다.

조사 대상 여성의 나이가 비교적 어린 점(16~19세가 36명)이 있다고는 하지만 의학적으로 얼마든지 임신이 가능한 나이라는 점에서 청소년에 대한 성지식과 성윤리 교육이 절실하다고 하겠다.

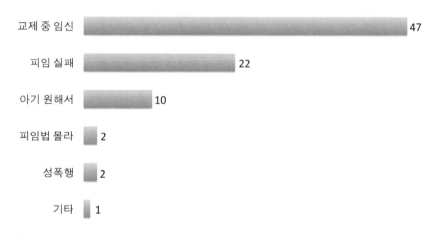

미혼모 임신 이유

(출처: 2009년 애란원)

미혼모들이 바라는 것

　84명의 미혼모를 대상으로 한 통계에서 미혼모들이 바라는 항목은 아래 그래프와 같았다.

　가장 바라는 것은 가족 혹은 사회의 이해와 용서이다. 이것은 미혼모들이 사회의 차가운 시선으로 인하여 심한 고통을 느끼고 있다는 뜻이며 우리 사회가 미혼모들에 대하여 앞으로 어떤 노력을 해야 하는가를 보여준다.

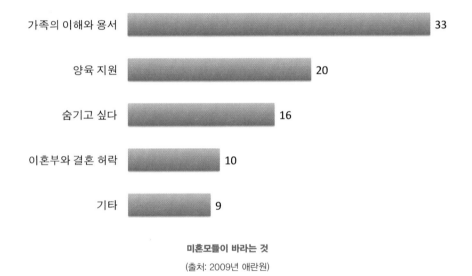

미혼모들이 바라는 것

(출처: 2009년 애란원)

19세 미만 여성의 출산 건수

　19세 미만 여성의 출산 건수는 2000년도에 4600건에서 2009년에 2800건으로 전체적으로 감소 추세이지만 여전히 연간 3000건에 육박하는 수치이다. 이렇게 청소년 시기에 임신하여 출산하지 않고 낙태하는 건수는 정확한 통계가 없지만 아마 이보다 훨씬 많을 것으로 추측된다. 따라서 청소년 시기의 임신에 대하여는 보다 적극적인 관리가 필요하다.

　너무 이른 나이의 임신과 출산은 임신 출산 관련 후유증이 발생할 위험이 높아 임산모의 건강에 위협이 된다. 그리고 아직 경제적으로, 사회적으로 자립한 시기가 아니고 대개는 미혼이기 때문에 낙태로 연결될 가능성도 매우 높다.

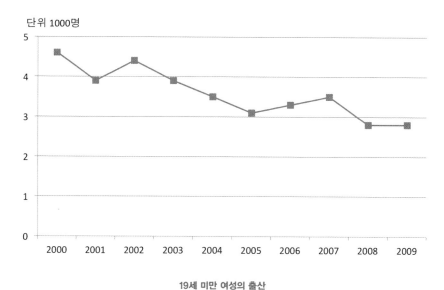

19세 미만 여성의 출산

(출처: 2010년 통계청 출생 통계 자료)

성관계 시 피임을 하지 않는 이유

　우리나라를 포함한 아시아·태평양 지역 25개국 청소년(15~24세) 총 5253 명을 대상으로 한 설문조사에서 성관계 시 피임을 하지 않은 이유를 보면 아래 그래프와 같다.

　25개국 평균치와 우리나라 청소년의 인식이 대체로 비슷하다. 그러나 '피임 방법을 몰라서 피임을 하지 않았다'는 항목에서는 우리나라 청소년의 22%가 '그렇다'고 응답해 25개국 평균치인 4%에 비해 크게 높았다.

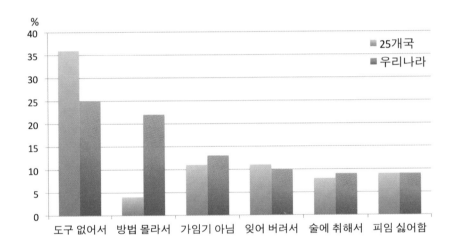

(출처: 2010 바이엘헬스케어와 아태피임협의회(APCOC)- '성과 피임'에 대한 설문조사)

낙태로 하여 이득을 보는 그룹은?

태아의 엄마와 아빠? 낙태를 함으로써 다소간의 경제적 불이익과 사회적 불안정을 피해갈 수 있다. 그러나 부모로서 자신의 아이를 없앴다는 사실이 그들에게 어떻게 이득이 될 수 있을까?

정부와 국가? 낙태를 함으로써 출산과 양육에 따르는 막대한 재정을 감당하지 않아도 된다. 그러나 그러한 정부와 국가는 작은 이득을 위해 '나라의 미래'라는 큰 이득을 포기한 것이다.

산부인과 의사? 낙태 시술로 병원 경영에 한숨을 돌릴 수 있다. 그러나 그는 이미 생명 수호의 첨병 역할을 자부해온 의사의 자존심을 버린 것이다.

여성 단체? 단체의 위상은 부각될지 모른다. 그러나 생명의 가치를 무시했다는 비난을 피할 길 없다. 즉 낙태로 하여 결과적으로 이들을 보는 그룹은 아무도 없다.

남는 건 없다 ㅠㅠ

갈 길은 먼 데……

낙태의 일차적 피해 대상은 임신한 여성과 태아다. 그래서 어느 여성도 낙태를 위해 일부러 임신을 하지 않는다. 나쁜 것에 대하여 우리가 취해야 하는 태도는 없애기 위해 최선을 다해 노력하는 것이다. 이는 누구나 인정하는 분명한 사실이며 낙태는 여성과 태아를 위해 나쁘고 해로운 일이다. 낙태를 줄이거나 근절하기 위해 우리 모두는 최선을 다해야 한다.

그럼에도 위와 같은 기본적인 원칙조차 아직 우리 사회에서 공감을 얻지 못하고 있다. 그리고 낙태 문제는 아직도 논란의 와중에서 제자리걸음이다. 이런 현실이 과연 누구에게 가장 큰 손해를 입히게 될까?

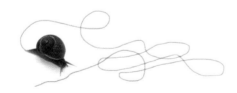

낙태를 줄이기 위한 우리 정부의 노력은?

낙태율이 낮은 나라들은 미혼모에 대한 막대한 지원 및 차별 금지, 장애인에 대한 지원, 양육과 교육에 대한 실질적 지원, 낙태 금지에 대한 홍보 및 효과적 피임 교육 등 많은 노력을 한다.

우리나라는 양육하는 미혼모 가정에 대하여 월 10만원을 지급하고 모든 산모에게 30만원의 출산 장려금을 지급하고 있다. 그러나 그와 같은 혜택은 낙태와 관계없이 국가가 복지를 위해 당연히 해야 하는 일이다. 따라서 단순 복지 차원이 아니라 여성으로 하여금 낙태의 비극에 빠지지 않도록 하는 정부의 정책이나 제도는 없다. 그러면서 저절로 낙태가 줄어들기 바라는 것은 감나무 밑에 서서 감이 떨어지기를 기다리는 것과 같다.

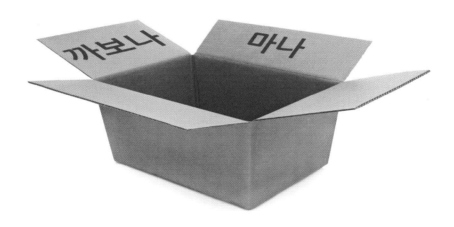

피임에 대한 청소년의 인식

우리나라를 포함한 아시아·태평양 지역 25개국 청소년(15~24세) 총 5253명을 대상으로 한 설문조사를 보면 우리나라 청소년의 피임 인식도가 세계 최하위권이라고 한다. 설문조사에서는 '활용 가능한 피임법에 대해 알고 있나?'라는 질문에 대하여 우리나라 청소년은 '잘 알고 있다' 26%, '잘 모른다' 43%, '거의 모른다' 31%인 반면, 25개국 해당 문항의 평균치는 각각 51%, 30%, 19%였다. 우리나라 청소년들의 피임에 대한 낮은 인식 수준이 낙태 문제의 해결을 어렵게 하는 한 요인이다.

■ 잘 안다 ■ 잘 모른다 ■ 거의 모른다

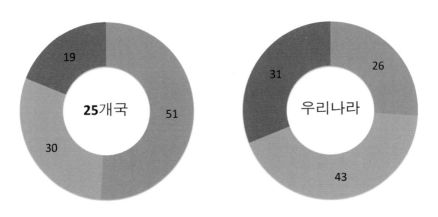

피임법 숙지 여부

(출처: 2010 바이엘헬스케어와 아태피임협의회(APCOC)- '성과 피임'에 대한 설문조사)

여성 초혼 연령과 혼인 수 추이

1990년도 당시 혼인 건수는 39만9312건이었는데, 인구 감소와 경제 상황에 따라 꾸준히 감소하여 2009년에는 30만9759건이 된다. 여성의 초혼 연령은 1990년도에 24.8세이던 것이 2009년에는 28.7세로 해가 갈수록 계속 높아지는 추세다. 아마 별다른 정책의 변화나 사회 인식의 변화가 없는 한 앞으로도 계속 초혼 연령은 높아지고 혼인 건수는 줄어들 것이다.

혼인 건수의 감소는 인구 감소로 어쩔 수 없는 일이라 하더라도, 초혼 연령의 지나친 증가는 여러 가지 점에서 바람직하지 않다. 의학적으로 35세 이후의 임신에서는 기형아 임신이니 임신 합병증의 발생 위험이 상당히 높다. 초혼 연령이 높아지는 현상은 미혼 여성의 증가와 기형아 발생 위험의 증가로 연결되고 결국 낙태 문제의 해결에도 부정적인 영향을 끼칠 것이다.

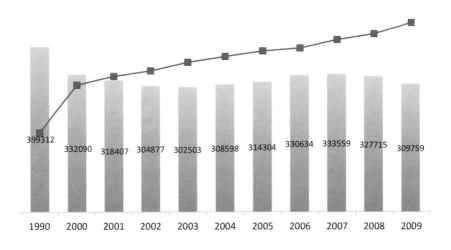

여성 초혼 연령과 혼인 수

(출처: 통계청)

수십 년 동안 우리는 임산모와 태아를 위해 무엇을 했나?

"인공임신중절 수술의 합법화는 세계적 추세로 구미 각국에서는 수술의 합법화 이후 산모의 사망률이 급격히 줄고 있다."

"출산 제한은 피임 방법만으로는 실현될 수 없기 때문에 원하지 않는 임신은 수술로 제거할 수 있으므로 인공임신중절 수술은 합법화해야 한다."

"생명은 신성하다는 종교적, 도덕적 이유에서 수술을 금하는 것은 비의료인에 의한 음성적 수술만을 조장하는 것이다."

위 글은 1982년 2월 17일자 경향신문 기사 중 일부 내용이다. 28년 전이나 지금이나 달라진 것은 아무것도 없다. 그때나 지금이나 낙태율은 여전히 세계에서 최고이고 어떤 임산모든 안전하고 편안한 마음으로 출산하고 양육할 수 있게 도와주는 사회 인프라와 정책은 찾아볼 수가 없다.

과거=F 학점
현재=F 학점
미래=?

낙태 시술 빈도에 대한 국민 인식

　전국 만 20세 이상 남녀 6744명을 대상으로 '현행 법 규정을 벗어난 인공 임신중절 수술은 우리나라에서 어느 정도 있다고 생각하십니까?' 라는 질문에 대하여 불과 16.3%인 1002명의 응답자만이 매우 적거나 적은 편이라고 응답했다.

　국민도 이미 낙태는 전 사회에 걸쳐 광범위하게 일어나고 있다는 것을 인식하고 있다. 사실 낙태는 연령, 직종, 결혼 여부, 지역, 학력, 경제력, 종교 등에 관계없이 사회의 거의 모든 구성원 집단에서 발생하고 있다.

　이렇게 낙태는 보편적 행위라는 인식으로 해서 근절이 불가능하며 사회의 필요악이라고 생각하는 사람들이 많고 그런 생각이 다시 낙태의 발생을 부추기는 악순환을 낳고 있다.

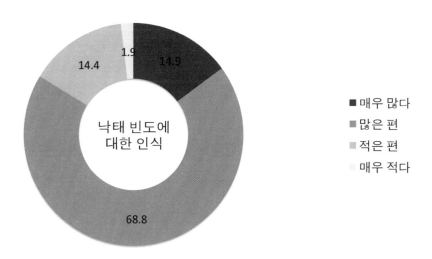

(출처: 2009년, KBS 추적 60분)

경제 수준과 낙태의 관련성

OECD 30개국 중 우리나라는 경제·교육·과학기술 관련지표가 상위에 속한다. 우리나라의 정부 부채는 2008년 GDP 대비 26.8%로 OECD 평균인 78.4%에 비해 낮다. 실업률(3.2%), 장기실업자 비율(2.7%)도 OECD 국가 중 낮은 수준이다.

우리나라의 최근 10년간 연평균 자살 증가율은 OECD 국가 중 1위이다. 신생아 출산율은 가임 여성 1인당 1.17명으로 OECD 국가 중 최하위이다. 낙태율은 가임 여성 1000명당 29.8명으로 OECD 국가 중 1위이다.

많은 여성이 경제적 이유 때문에 낙태를 할 수밖에 없다고 말한다. 경제적 여건이 출산에 있어 관련이 전혀 없지는 않겠지만 위의 통계를 보면 어려운 경제적 여건이 낙태의 진짜 이유인지는 의문이다.

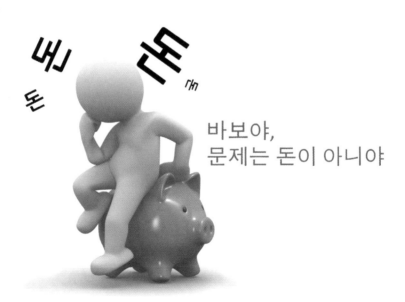

바보야,
문제는 돈이 아니야

낙태는 어두운 3각 카르텔에서 생기는 것

낙태는 여러 구조적 문제 때문에 발생한다.

구체적으로는 낙태는 임신한 여성과 낙태 시술을 하는 의사 그리고 정부·사회의 3자간 결탁으로 이루어지게 된다.

의사는 낙태로 얻는 경제적 수입을 포기하지 않고 있으며 정부와 사회 역시 낙태를 줄이기 위해 막대한 비용을 투자할 생각이 없어 보인다. 결국 임신한 여성과 태아가 낙태로 인해 두렵고 비참한 상황에 내몰리느냐 아니냐 하는 것은 여성 스스로의 의지와 노력에 의해 좌우될 수밖에 없는 것이 지금의 안타까운 현실이다.

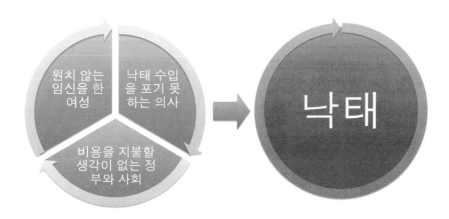

산전 진찰 중 기형아 검사의 목적

임신 중에는 산전 초음파 검사, 혈액 기형아 검사, 융모 검사, 양수 천자 검사 등 몇 가지 기형아 검사가 있다. 이런 검사의 목적은 기형을 사전에 진단하여 낙태를 하고자 하는 것이 아니다. 물론 우리나라에서는 낙태의 합법적 허용 범위에 태아 기형이 포함되어 있지도 않다.

이런 산전 기형아 검사를 하는 이유는 태아에게 이상이 없다는 것을 확인하고 심리적인 안정을 얻기 위한 목적과 이상이 있을 경우 조기 발견하여 치료를 하기 위해서다. 태아에게 이상이 있지나 않을까 하는 불안과 지나친 걱정이 오히려 아기의 정서 발달이나 산모의 정신 건강에 해롭다.

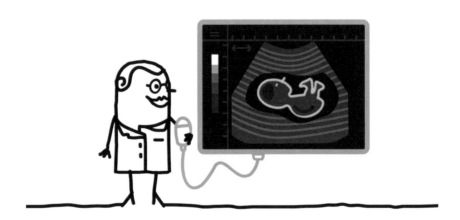

생명의 시작과 한강의 발원지

한강은 처음부터 큰 강이 아니며 강과 개울들이 모여서 된 것이다. 그래서 언젠가 한강의 발원지를 찾는 작업이 시작되었고 거슬러 올라가니 강원도 태백시의 검룡소라는 샘이 한강의 발원지로 최종 판정되었다. 그러나 사실 생각해보면 그 샘도 그 안 깊숙한 곳에는 다른 작은 지하수 갈래들이 있을 것이고 그 지하수는 하늘에서 내린 비가 고여서 된 것이다. 또 그 비는 바다와 강에서 올라간 수증기가 모여서 만들어진 것이다.

따라서 한강의 발원지는 샘이 아니라, 비라고 주장할 수도 있고 반대로 조금 큰 어느 샘을 발원지로 보아야 한다고 주장할 수도 있다. 하지만 누구도 그렇게 하지 않는다. 한강의 발원지를 어느 샘으로 보는 것처럼, 생명의 시작도 난자나 정자 혹은 임신 24주부터라고 보지 않고 그 잉태된 때라고 보는 것이 가장 합리적일 것이다.

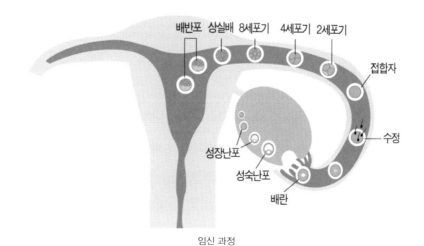

임신 과정

낙태 경험 여성의 피임 방법

낙태 시술을 1회 이상 받은 20대 이상의 한국 여성 430명을 대상으로 피임 인식 조사를 한 결과는 다음과 같았다.

자연 피임법(월경주기법이나 질외사정) – 67%, 콘돔 – 36%, 피임 안함 – 13%,

피임약 – 4%, 자궁내 장치(루프) – 3%

(복수 응답)

참고로 자연 피임법의 피임 실패율은 30% 이상으로 높으며 피임약이나 루프 시술의 피임 실패율은 3% 전후로 매우 낮다. 따라서 얼마나 효과적인 피임법을 택했느냐 하는 것도 낙태 위험과 밀접한 관련을 가지고 있다.

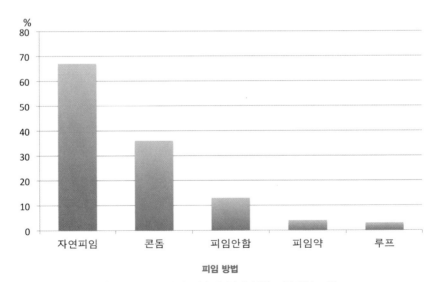

(출처: 2010년 피임연구회와 바이엘쉐링제약–피임 인식 조사)

먹는 피임약에 대한 인식

　전 세계 25개국 청소년(15~24세) 총 5253명을 대상으로 실시한 설문조사에서 먹는 피임약을 통한 피임법이 효과적이라는 인식에 대한 응답률은 다음과 같았다.

　프랑스 – 97%, 영국 – 91%, 이탈리아 – 81%, 중국 – 73%, 우리나라 – 47%

　유럽 국가들에 비하여 우리나라 청소년들의 피임약에 대한 부정적 인식이 비교적 높은 편이다. 반면 비교 연도는 다소 다르지만 출생아 대비 낙태율은 위의 순서와 반비례 관계였다.

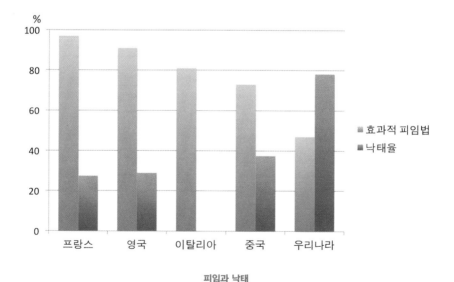

피임과 낙태

(출처: 2010년 바이엘헬스케어와 아태피임협의회(APCOC)– '성과 피임' 에 대한 인식)

낙태율과 약자 혹은 여성 인권 간의 상관관계

러시아와 베트남은 자국의 여성을 성매매나 혹은 국제결혼을 통해 외국으로 내보낸다. 또한 베트남에서는 단순히 빈곤 때문에 여자아이가 15살도 되기 전에 계약결혼을 시키는 경우가 2.7%나 된다. 중국은 남아선호 사상이 가장 심한 나라의 하나로, 여아로 확인되면 낙태는 물론이고 영아 살해도 빈번하게 발생한다. 여성의 자살률 또한 매우 높다.

위의 나라들은 모두 여성의 인권이 바닥인 나라이며 공교롭게도 이들 나라는 낙태율 또한 매우 높다. 여성의 인권이 낮은 나라들에서 낙태율이 높은 것은 우연이 아니다. 낙태율은 한 나라의 약자에 대한 인권을 보여주는 척도이며 약자 중에는 태아와 여성 그리고 가난한 사람과 장애인이 포함된다.

참고로 가임 여성 1000명당 낙태 건수가 가장 많은 4개국은 러시아, 베트남, 중국 그리고 우리나라이다. 우리나라가 이처럼 낙태율이 높은데도 약자에 대한 인권이나 인간에 대한 존중 의식이 높은 나라라고 말할 사람이 있을지 모르겠다.

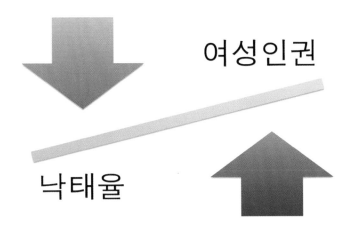

여성인권

낙태율

합법적 낙태 시술의 적응증과 그 비율

모자보건법 상에서 정한 낙태 허용 기준에 따르면 임신모가 임신 24주 이내이면서 임산모나 배우자가 일부 유전성 질환, 전염성 질환이 있거나, 강간에 의한 임신이나, 인척간 임신, 임신의 지속이 산모의 건강에 매우 위협이될 때 합법적으로 낙태 시술을 받을 수 있다.

그러나 정부 통계에 의하면 실제로는 이런 사유에 의한 합법적 낙태 시술(인공임신중절 수술)은 전체 낙태의 4.4%에 불과하며, 나머지 95.4%는 아직미혼이거나 혹은 경제적으로 아이를 낳을 만한 상황이 아닌 경우들로서 모두 불법적인 낙태 시술에 속한다.

위 해당 사유 중에서 의학적으로 필요성이 인정되는 것은 5번째 항목뿐이고 나머지는 사회적인 이유들이다.

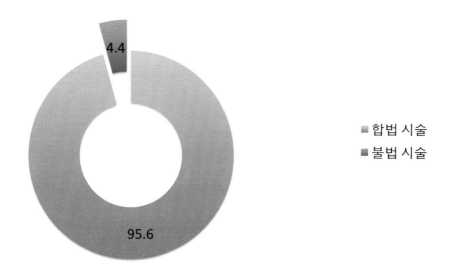

(출처 : 2005년 복지부 인공임신중절 실태조사)

청소년의 장애인에 대한 인식

2004년 대구시내 초·중·고등학교 재학생 중 비장애 학생 3126명(초 1034명·중 1062명·고1030명)을 선발해 청소년들의 장애인에 대한 인식을 조사했다. 그 중 '결혼 후 장애를 가진 아이를 임신할 경우 어떻게 할 것인가'라는 질문에 3092명이 아래와 같이 답했다.

낳아서 잘 기르겠다: 46.7%(1445명), 아이의 불행을 이유로 낙태하겠다: 19.2%(595명), 장애아를 낳은 후 보호시설로 보내겠다: 7.2%(222명), 절대 있을 수 없는 일: 26.8%(830명)

과반수 이상이 부정적인 답변이었는데, 앞으로 미래 사회를 이끌 청소년들이 이렇게 답했다는 것은 심각히 고민해 보아야 할 문제이다.

실제로도 낙태 사유 중에 적지 않은 이유가 태아 기형이나 혹은 장애가 발생할 위험성으로 인한 것이었다.

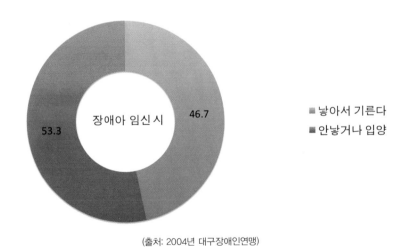

(출처: 2004년 대구장애인연맹)

기형아 낙태에 대한 산부인과 의사의 인식

2010년 산부인과 개원 의사들을 대상으로 한 통계에서 보면 94.6%의 의사가 '의학적으로 심각한 태아의 기형이나 질환이 있을 시 합법적으로 낙태할 수 있도록 해야 한다'고 답변했다.

그러나 기형아 임신 시 낙태에 대하여는 다음 3가지 점을 고려해야 한다.

1. 기형아에 대한 치료 성과는 의학 기술의 발전과 함께 얼마든지 바뀔 수 있다. 과거 심장 기형으로 많은 태아가 낙태되었지만 지금은 대부분 완치가 가능하다.
2. 기형이라 하더라도 끝까지 최선을 다해 치료를 도와야 한다.
   치료가 어려운 암에 걸린 사람이라도 안락사 시키지 않고 최선을 다해 치료하는 것이 의사의 본분인 것과 마찬가지이다.
3. 기형에 대한 진단과 조언은 매우 신중해야 한다.
   정부 통계에서도 나와 있지만 기형의 염려가 조금만 있어도 낙태를 택하는 경향이 있기 때문에 실제로는 기형이 없이 멀쩡한 태아도 다수가 낙태된다.

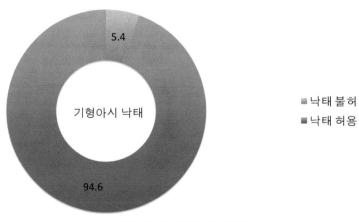

(출처: 2010년 대한산부인과의사회)

태아를 포함하여 국내 사망원인 상위 5위

낙태에 대한 정부의 유일한 공식 조사가 있은 2005년에 국내 사망원인 상위 5위(태아 포함)에 대한 통계는 다음과 같다.

2005년 사망자 수는 어린이와 청소년, 성인을 합해 24만5511명이고 낙태로 사망한 태아가 34만2434명으로, 둘을 합치면 총 58만7945명이다. 태어난 사람들의 총 사망자수보다 미처 태어나지 못하고 사망한 태아의 수가 1.4배나 많다.

개별 사유로 보았을 때는 하루에만 낙태로 938명, 암으로 179명, 뇌혈관 질환으로 86명, 심장질환으로 53명, 자살로 33명이 사망하였다. 낙태는 두 번째로 많은 사망원인인 암으로 인한 연간 사망 건수 6만5117명의 5.3배나 되었다.

반면 2006년도 암 예방을 위한 국가 암 조기검진 사업비 예산은 900억원에 이르렀지만 낙태 예방을 위한 예산은 당시 0원이었다.

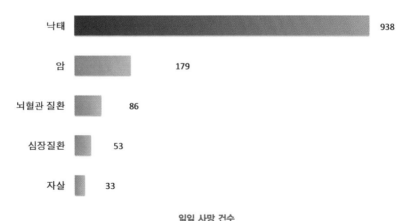

일일 사망 건수

(출처: 2005년 통계청 사망원인 통계, 2005년 복지부 인공임신중절 실태조사)

적절한 낙태 허용 주수는?

    대한산부인과의사회에서 산부인과 개원 의사를 대상으로 낙태 수술과 관련한 설문을 시행한 결과 총 응답자 755명이 낙태 허용 시기와 관련해 응답한 내용은 아래 그래프와 같다.

    낙태 허용 시기에 관하여 제일 많은 응답이 12주 이내였다.

    이는 현행법 상 24주까지 인정하고 있는 낙태의 허용 범위가 낙태를 찬성하는 의사들조차 너무 늦다고 보는 것이다. 의사의 입장에서 보았을 때 태아가 많이 자란 중기 이후에 낙태를 하는 것이 얼마나 위험한지 잘 알기 때문이다. 또한 20주가 넘으면 이하저으료도 생존 가능성이 높아지는 시기다.

    따라서 법에서 몇 가지 사유들에 대하여 낙태를 합법적인 것으로 허용하더라도 현행 허용 기준 24주는 태아와 임산모를 위해 너무 늦은 것이며 임신 초기로 국한하는 것이 마땅하다.

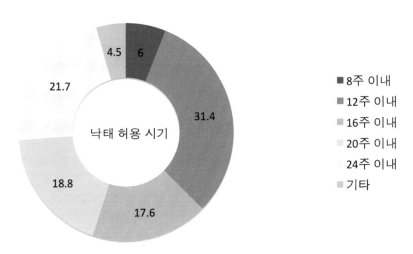

(출처: 2010년 대한산부인과의사회)

낙태 수술에 드는 순수 의료비용

2005년도 통계에 따르면 연간 총 낙태 건수는 34만2434건이다. 2004년도 자료에 따르면 연간 합법적 총 낙태 건수는 1만4939건이다. 따라서 기준 연도는 다르지만 대략 32만7494건이 불법 낙태로 추정된다.

낙태 수술과 방법적으로 동일한 계류 유산에 대한 보험수가는 5만9330원이다. 이것에 마취약이나 기타 몇 가지 비용을 더하면 총 금액은 대략 10만원 안팎이다. 그러나 법에 지정한 요건이 아닌 낙태 수술의 경우 불법이기 때문에 보험 혜택이 되지 않는다.

임신 주수와 병원에 따라 천차만별이기는 하지만 초기 임신의 경우 수술비용은 대략 30만원에서 50만원 사이이다. 따라서 평균적인 수술비용이 40만원이라고 가정했을 경우 이것을 위의 잠정 불법 낙태건수에 곱하면 아래와 같다.

32만7494 × 40만원 = 1309억9760만원

물경 1310억 원이다. 이 비용은 전적으로 개인이 부담한다. 순수하게 낙태 수술비용만 이 정도이며 그와 관련된 눈에 보이지 않는 부대비용은 그 몇 배에 달할 것이다.

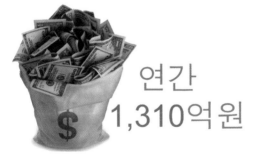

연간
$ 1,310억 원

낙태 비용
(출처: 2005년 복지부 인공임신중절 실태조사,
2004년도 건강보험 청구 자료)

빙산의 일각과 낙태후 증후군

　빙산의 90%는 수면 아래에 있고 수면 위로 드러나 있는 것은 불과 10% 뿐이다. 따라서 물 밑에 있는 거대한 덩어리를 보지 못하고 물 위로 나와 있는 작은 것만을 생각하면 크게 위험할 수 있다. 1912년 4월 14일 타이타닉호가 침몰한 것도 물 밑에 있던 거대한 빙산 때문이다.

　낙태로 하여 초래될 것이라고 생각하는 비용들은 다음과 같다.

　몇 십 만원 가량의 경제적 비용, 며칠간 사회생활이나 일상생활에서 겪게 될 불편함과 같은 사회적 비용, 그리고 통증이나 출혈과 같은 육체적 비용 등.

　그러나 흔히 낙태에 대하여 사람들이 생각하는 이런 비용은 낙태로 지불해야 하는 실제 비용의 10%도 안 된다. 눈에 보이지 않는 나머지 거대한 것이 바로 낙태후 증후군이라는 정신적 비용이다. 물 밑에 있는 빙산은 잘 녹지도 않는 것처럼 이런 정신적 상처도 시간이 지난다고 없어지지 않는다.

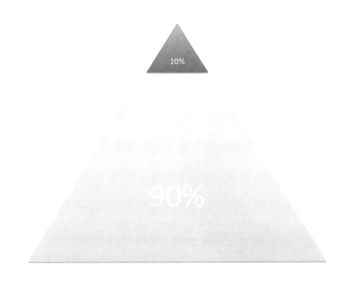

출산 후 후회하는 미혼모는 얼마나 될까?

2000년 6월말 당시 미혼모 시설에 입소해 있는 미혼모 739명을 대상으로 복지부가 조사한 통계 중 출산 동기는 아래 그래프와 같다.

미혼모의 출산은 원치 않게 출산을 하게 된 경우가 대부분이었다. 그래서 대부분의 미혼모는 출산하기 전 자신의 처지에 대하여 답답해하고 임신을 후회하는 마음뿐이었다고 한다.

그렇다면 과연 출산을 하고 난 후에 낙태 대신 출산을 하게 된 것에 대하여 후회하는 산모는 얼마나 될까?

놀랍게도 0%다. 즉 출산하고 나서는 "출산하지 말고 미리 낙태할 것을…" 하면서 후회하는 산모가 단 한명도 없었다는 이야기다.

어느 미혼모의 말에 그 답이 있다.

"비록 내가 키우지 못하고 입양을 보내서 아기에게 많이 미안하지만, 그래도 나는 내 아기를 죽이지는 않았으니까 아기에게 조금은 덜 미안해요. 그리고 소중한 내 아기를 지킨 제 자신이 자랑스러워요."

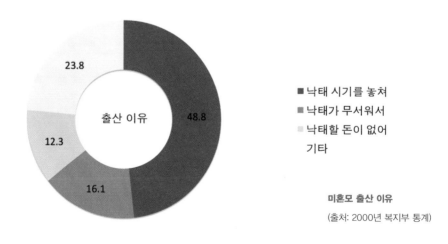

미혼모 출산 이유

(출처: 2000년 복지부 통계)

10대 미혼모의 증가

2000년 6월말 당시 미혼모 시설에 입소해 있는 미혼모 739명을 대상으로 복지부가 조사한 통계 중에서 미혼모의 연령대에 관한 것을 살펴보면 아래 그래프와 같다.

성이나 피임에 대하여 상대적으로 무지한 연령대인 20세 이하 연령의 미혼모가 전체 미혼모의 절반 이상을 차지한다.

더군다나 미혼모 시설 입소자들 중 10대가 차지하는 비율은 1990년 31.4%, 2000년 42.5%, 2006년 56.2%로 꾸준히 증가 추세다. 성적 자극을 내세우는 매스미디어의 범람 능 여러 요인에 의해 20세 이하 청소년의 임신은 앞으로도 계속 늘어날 것으로 예상된다.

이렇게 출산하는 젊은 미혼모도 있겠지만 사실 20세 이하 미혼모 임신의 상당수는 낙태로 마무리되기 마련이다. 따라서 낙태를 효과적으로 줄이기 위해서는 20세 이하 청소년에서 임신 예방과 출산 친화적 환경 마련에 관심을 기울여야 한다.

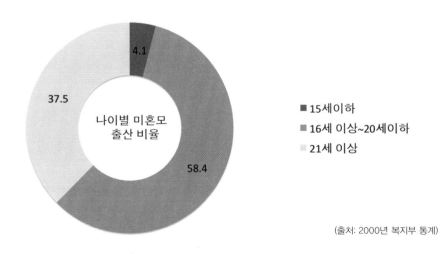

(출처: 2000년 복지부 통계)

도끼로 사시미를 뜨려는 사람들

여권 운동가들 중에 많은 사람이 낙태 찬성론자로 낙태 문제에서 목소리를 높인다. 그들 중에는 여성의 인권 증진에 기여한 사람도 많을 것이다. 그러나 아마도 그들은 낙태가 무엇인지에 대하여는 잘 모를 것이다. 그럼에도 그들은 낙태권을 말하면서 여성의 인권의 하나로 쟁취해야 할 대상으로 본다.

흡사 산꾼이 도끼로 회를 뜨겠다는 것과 같은 일이다.

낙태에 대한 전문가는 누가 뭐래도 낙태의 위험에 대하여 잘 알고 있고 낙태를 해 본 산부인과 의사이다. 그런 전문가 중에서도 낙태 수술로 얻는 경제적 이득으로 자신의 양심을 팔지 않은 의사들이 있다. 여성들이 귀 기울여 들어야 할 것은 그들의 목소리이다.

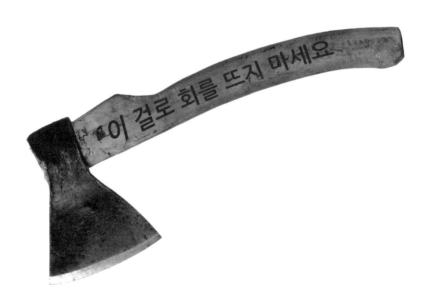

마라톤 선도자와 낙태에 대한 입장

일반인을 위한 마라톤 경주에는 42km라는 긴 거리를 무사히 완주하도록 돕기 위해 중간 중간 깃발을 들고 달리는 '페이스메이커' 혹은 '선도자' 라고 불리는 사람들이 있다.

어느 선도자를 따라 뛰던 같은 방향으로 달리기 때문에 끝까지 뛰면 일정 시간 내에 완주를 하게 될 것이다.

그러나 낙태 문제에 있어서는 우리에게 전혀 다른 방향을 가리키는 깃발을 든 두 종류의 선도자들이 있다. 한쪽은 '위험한 낙태를 피하도록 최선을 다하자' 는 깃발을 들고 있고 다른 한쪽은 '낙태권은 여성의 권리' 라고 쓰인 깃발을 들고 있다.

어느 깃발을 쫓아 달렸느냐에 따라 어떤 사람은 낙태의 위험을 피해 가고 어떤 사람은 낙태의 위험에 빠진다.

우리 인생에서는 얼마나 열심히 달렸느냐 하는 것도 중요하지만 더 중요한 것은 어떤 방향으로 달렸느냐 하는 것이다.

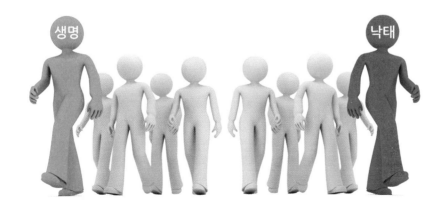

낙태 근절 운동에 대한 산부인과 개원 의사와 전체 의사의 견해 차이

전국의사총연합에서 모든 진료과의 의사를 대상으로 낙태 근절 운동에 대한 취지에 대해 설문조사를 실시했다. 응답자 539명 중 '찬성한다'는 90%인 485명이었다.

반면 개원한 산부인과 의사만을 대상으로 대한산부인과의사회가 실시한 설문에서는 응답자 755명 중에서 '사회 경제적 사유의 임신중절을 허용해야 한다'고 답한 의사가 90%를 차지하였다.

설문을 진행한 단체도 다르고 설문의 내용도 약간 다르기는 하지만 의미가 비슷한 내용의 설문에 전체 의사와 산부인과 개원 의사들의 의견이 정반대로 갈렸다. 전체 의사와 산부인과 의사들 간의 어떤 차이가 이런 결과를 가져 왔을까?

어느 직종이든 간에 밥그릇 앞에서 냉정하기란 쉬운 일이 아닐 것이다.

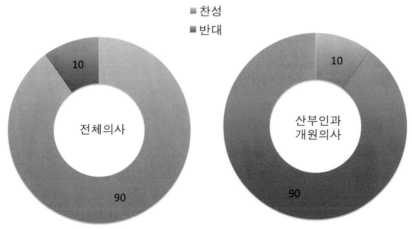

(출처: 2010년 닥플닷컴, 2010년 대한산부인과의사회)

불법 낙태 허용에 대한 일반인의 견해 조사

전국 19세 이상 남녀 1000명을 대상으로 낙태에 대한 찬반을 묻는 설문조사가 있었다. 전체적으로 '불법 낙태를 허용해서는 안 된다' 는 53.1%였고 '허용되어야 한다' 는 33.6%였다.

1. 성별

낙태 허용에 반대한다에는 남성이 59.8%, 여성이 47.6%였고, 낙태를 허용해야 한다는 여성이 37.4%, 남성이 29.7%였다.

2. 연령별

20내에서만 낙태 허용 찬성이 46.5%로 반내(38.4%)보나 많은 섯으로 나왔으며, 그 외의 연령층에서는 허용 반대 의견이 압도적으로 우세했다.

3. 지역별

부산/경남/울산지역에서는 허용 반대(43.5%)와 찬성(43.4%)이 비슷했지만, 그 외의 지역에서는 모두 허용 반대 의견이 우세했다. 특히 서울(62.7%)에서 허용 반대 의견이 압도적으로 우세했다.

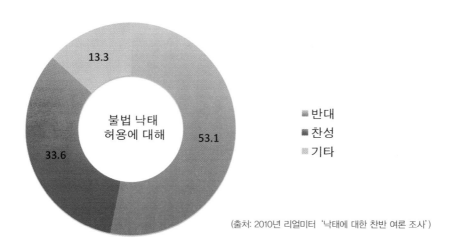

불법 낙태 허용에 대해

13.3
53.1
33.6

■ 반대
■ 찬성
▨ 기타

(출처: 2010년 리얼미터 '낙태에 대한 찬반 여론 조사')

국내의 낙태 지수

낙태 지수는 낙태를 줄이기 위해 현재 우리의 상태가 어떤지 한눈에 알기 위해 개인적으로 만들어 본 것이다.

지수는 세 가지 내용에 바탕을 두고 있다.

첫째로 1시부터 12시로 표시되어 있는 시간은 인류 종말 시간처럼 태아 종말 시간을 나타낸다.

둘째로 중심부에서 떨어진 거리는 낙태 시술소에 대한 접근성을 나타내며 0점부터 100점까지가 있고 100점은 접근성에 제한이 없다는 뜻이다.

셋째로 빨갛게 표시된 마커의 크기는 낙태에 대한 사회적 관심도를 나타내는 것으로 0픽셀부터 10픽셀까지의 크기가 있다. 0은 사회적 관심이 전혀 없는 것, 10은 모든 국민이 낙태 문제를 인지하고 있는 상태, 5는 전문가 등 일부 그룹만 인지하고 있는 상태이다.

현재 우리나라의 위치는 11 - 90 - 0.5이다.

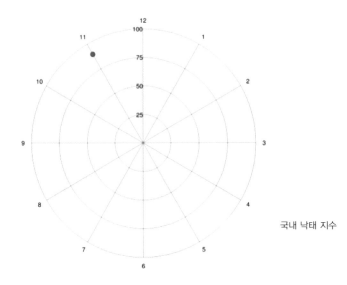

국내 낙태 지수

낙태 지수에 대한 설명

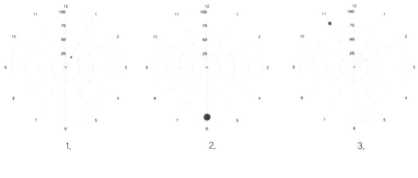

낙태 지수

1. 낙태에 대한 사회적 관심이 낮고

   낙태에 대한 접근성도 매우 낮고

   태아에 대한 위험도 매우 낮은 국가. (칠레, 아일랜드 등: 1 - 20 - 0.1)

2. 낙태에 대한 사회적 관심이 높고

   낙태에 대한 접근성은 높지만

   태아에 대한 위험은 비교적 낮은 국가. (스웨덴, 미국 등: 6 - 90 - 1.0)

3. 낙태에 대한 사회적 관심이 중간 정도이고

   낙태에 대한 접근성이 매우 높고

   태아에 대한 위험은 매우 높은 국가. (중국, 우리나라 등: 11 - 90 - 0.5)

사회적 약자 중 우선 보호 대상자

전국 20세 이상 70세 이하 성인남녀 2000명을 대상으로 '사회적 약자 중 어느 그룹에 우선적으로 지원을 해야 하는지'를 묻는 설문이 있었다.

결과는 장애인에 대한 지원이 가장 절실하다는 응답이 38.5%로 가장 많았고 그 다음이 노인 26.8%, 실업자 19.5% 순이었다.

미혼모(부)에 대한 지원은 불과 6.3%로 5위를 차지했다. 아직 우리 사회는 미혼모(부)에 대한 지원을 우선순위에서 낮게 보고 있는 것이다. 이는 아마도 미혼모(부)는 윤리적으로 잘못을 저지른 사람들이라는 부정적 인식에서 비롯된 현상일 것이다.

그러나 그들만이 특별히 윤리적으로 문제가 있는 것은 아니다. 설사 그들이 윤리적으로 잘못이 없지 않아도 그런 윤리적 잣대로 미혼모(부)에 대한 지원을 포기하면 결국 그들은 낙태를 선택할 수밖에 없다.

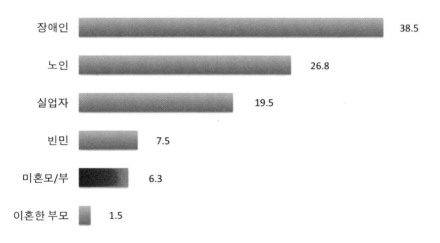

우선 보호 대상자

(출처: 2009년 한국여성정책연구원 "제52차 여성 정책 포럼")

우리나라는 전체 출산 중 혼외 출산의 비율이 최저인 국가

2009년 OECD 보고서에 따르면 전체 출산 중에서 혼외 출산이 차지하는 비율은 조사 대상 OECD 30개국 중 우리나라가 1.3%로 가장 낮았다. 우리나라, 일본, 그리스 등 몇 개국을 제외하고는 대부분의 국가가 두 자릿수를 기록했다. 또한 전체 출산 중 10대 청소년의 출산이 차지하는 비율도 우리나라가 3.5%로 가장 낮았고 미국이 50.3%로 가장 높았다.

우리나라에서 혼외 출산이나 10대 출산이 유독 적은 이유는 무엇일까?

여러 통계는 우리나라 10대 청소년의 성경험 비율이 그리 낮은 편이 아니며 미혼인 젊은이들의 성의식도 상당히 개방적으로 변해가고 있음을 보여준다. 그럼에도 피임 실천율은 높은 편이 아니다. 이는 우리나라에서 혼외 임신이 적은 것이 아니라 혼외 임신된 태아가 거의 대부분 낙태로 사라지고 있다는 사실의 반증이다.

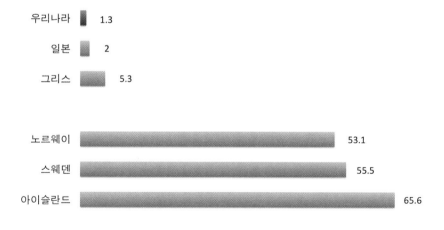

혼외 출산

(출처: 2009년 OECD '사회·노동보고서')

세계적으로 전체 출산 중 혼외 출산의 비율은 증가 추세

영국의 경우 혼외 출산이 차지하는 비율이 1980년에는 12%였지만 2007년에는 44%로 늘어났다. 미국, 캐나다, 이탈리아, 일본의 경우에도 적게는 2배에서 많게는 5배까지 늘었다. 비록 몇 개국의 예이기는 하지만 세계적으로 혼외 출산의 비율이 증가하고 있는 것은 분명하다.

미국 엘리노어 재단은 한 보고서에서 미국의 싱글맘이 주로 직장을 가진 백인 여성임에도 '싱글맘은 주로 도심에 거주하며 정부 지원에 의존하는 흑인'이라는 기존의 통념에 기초해 정책을 마련하는 바람에 싱글맘을 줄이지도 못하고 생활 여건만 악화시켰다고 지적했다.

실제로 미국 정부는 그 같은 통념에 따라 싱글맘을 줄이기 위해 미혼 여성에 대한 복지 혜택을 줄여왔다. 그러나 이런 미국도 우리나라에 비하면 양반이다. 우리나라에서는 혼외 출산에 대한 자세하고 정확한 통계조차 없다.

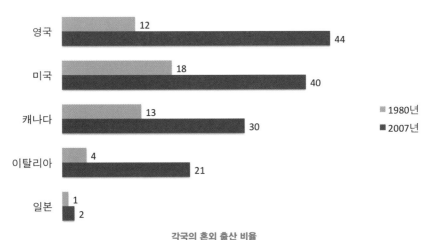

각국의 혼외 출산 비율
(출처: 2009년 미국 질병통제예방센터)

낙태후 스트레스 증후군으로 받는 고통의 정도

미국 엘리어트 연구소에서 총 260명의 여성을 대상으로 낙태후유증과 관련한 조사를 실시했다.

그 중 '낙태로 인한 정서적인 후유증이 어느 정도로 심하셨나요?'라는 질문에 246명이 응답했고 그 중 '가벼운 후유증' 5.4%, '보통' 23.6%, '심함' 41.5%, '매우 심함'이 29.7%였다.

'당신에게 일어난 반응들이 너무 심각했을 때 가정이나 직장에서 혹은 대인관계에서 정상적으로 활동하지 못한 적이 있었나요?'라는 질문에는 244명이 응답했고 '예' 55.3%, '아니오' 34.8%, '불확실'이 9.8%였다.

많은 여성이 낙태후 스트레스 증후군에 시달린다는 것을 알 수 있다. 특히 낙태를 결정하게 된 이유가 스스로의 자발적 의지보다는 타인 혹은 사회적 환경에 의해 강요되었다고 생각할 경우 낙태후 스트레스 증후군에 걸릴 확률이 높다.

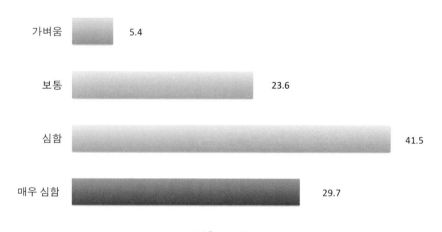

낙태후 스트레스

(출처: 1994년 미국 엘리어트 연구소. 낙태 이후 연구 보고서)

대규모 낙태 사태는 저출산 문제보다 더 심각한 문제

2005년에 서울시가 25~39세 서울시 거주 여성 500명을 대상으로 한 조사를 보면 이상적인 자녀수가 '4명 이상'이라는 응답이 10.2%에 달했으며 평균적인 희망 자녀수는 2.4명이었다. 그러나 서울시 여성가족재단이 2008년에 25~44세의 서울시 거주 시민 2500명을 대상으로 한 조사에서는 평균적인 희망 자녀수가 1.94명으로 나타났다.

2008년도 조사는 2005년도 조사와 달리 남성도 포함된 것이지만 대체로 남성의 희망 자녀수가 여성의 그것보다 많은 것을 고려하면 여하튼 갈수록 아이를 더 적게 낳고자 한다는 것을 알 수 있다. 문제는 그렇게 자녀수를 줄이는 것이 상당수 낙태를 통해 이루어진다는 점이다.

우리나라에 지금과 같은 대규모 낙태 사태가 초래된 것은 저출산 문제가 초래된 원인에 생명 경시 풍조까지 더해졌기 때문이다.

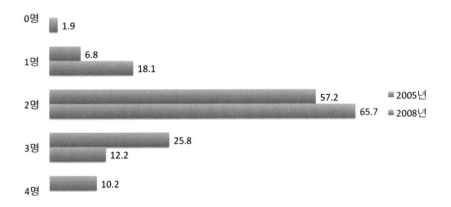

희망 자녀수

(출처: 2005년 서울시 "결혼 및 출산에 대한 인식 조사", 2008년 서울시 여성가족재단 "서울시민의 결혼·가족·자녀에 대한 인식 및 정책 수요조사")

그 많던 태아는 어디로 갔을까?

전 세계적으로 하루 수만명의 태아가 잉태되지만 그 중 많은 수는 낙태로 사라진다. 우리나라에서도 마찬가지로 한해에 80만명 이상의 태아가 어느 누군가의 뱃속에 잉태되지만 그 많은 태아들 중 일부는 출산이라는 생명의 배를 타고 나머지는 낙태라는 죽음의 배를 탄다.

죽음의 배에 탄 태아들이 가는 곳은 차가운 적출물 처리장이거나 오물이 흘러가는 하수구다. 조금 다른 선택이 이루어졌다면 포근한 엄마의 품속에 있었을 아기들이다.

우리 모두는 한때 태아였지만 사회 경제적인 어려움에도 불구하고 낳기로 선택한 부모 덕분에 태어났다.

우리가 내리는 낙태 결정으로 생명을 잃어야 하는 것이 현재의 태아가 아니라 과거의 태아, 즉 나 자신이라 해도 지금처럼 연간 34만여 건에 이르는 낙태 시술이 행해질 수 있었을지 의문이다.

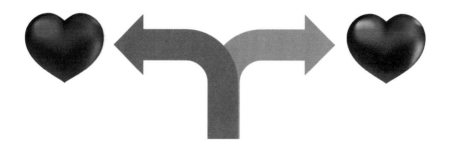

태아 심장 기형과 낙태

　소아환자의 어머니 100명을 대상으로 한 설문조사에서 '만일 심장병 아기를 임신하게 될 경우 분만하겠느냐'는 질문에 40명만 '분만하겠다'고 답하고 60명은 '낙태하겠다'고 답했다. 그러나 출산아의 심장 이상은 95% 이상이 적절한 치료만 받으면 완치된다.

　더군다나 심방중격결손증 등 몇 가지 흔한 단순 선천성 심장병은 가슴을 절개하는 개흉술이 아니라 기구를 이용한 비수술적 심장 치료를 통해 완치된다. 이런 비수술적 심장 치료는 거의 흉터를 남기지 않으며 부작용이 적고 회복도 매우 빠르다. 그럼에도 산전에 태아의 심장에 이상이 있다고 하면 무조건 낙태부터 생각하는 부모들이 많은데, 참으로 안타깝다.

　그나마 다행인 것은 설문조사에서 응답자의 65%가 '심장병 아기의 치료 비용에 대한 국가의 보조가 충분하다면 분만하겠다'고 답한 것이었다.

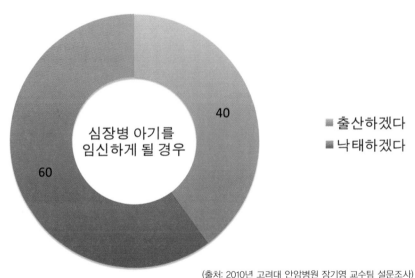

(출처: 2010년 고려대 안암병원 장기영 교수팀 설문조사)

최후의 희망 혹은 최후의 절망

임신을 원하는 '난임' 부부가 마지막으로 의존하는 방법은 체외에서 수정하여 자궁 안에 착상시키는 시험관아기 시술이다. 1978년 영국에서 세계 최초로 시험관아기 루이스 브라운이 태어난 이후 국내에서도 2006년 한 해 동안에만 정부의 불임부부 지원사업으로 5484명의 시험관아기가 태어났다.

출산을 원치 않는 여성이 마지막으로 의존하는 방법은 낙태 시술이다. 최초의 의학적 방법에 의한 낙태 시술 기록은 없지만 미국의 경우 최초의 낙태 시술소는 1916년 뉴욕에 설립되었다. 2005년 정부 통계로는 우리나라에 시 힌 해에 닉대로 대이니지 못하고 시리지는 이기는 34만2434명이었다.

시험관아기 시술이나 낙태 시술 모두 최후의 희망인지는 모르겠다.

다만 아기라는 존재를 놓고도 한쪽에서는 가지기 위해 온갖 기술을 동원하는 반면 다른 한쪽에서는 없애기 위해 온갖 기술을 동원하는 웃지 못할 일이 현재 광범위하게 벌어지고 있다는 것은 아이러니다.

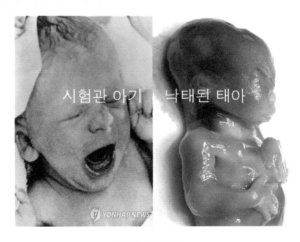

시험관 아기   낙태된 태아

(출처: 연합뉴스)

미혼모 인정 비율

　미국 미시간 대학교에서 2005년부터 2007년까지 '세계 가치관 조사'를 실시했다. 이 결과에 따르면 '미혼모를 인정할 수 있느냐'는 질문에 대해 1위에는 82.6%가 '인정한다'고 대답한 안도라, 꼴찌에는 2.8%만이 '인정한다'고 대답한 인도네시아가 각각 이름을 올렸다.

　우리나라는 3.5%가 '인정할 수 있다'고 답했다. 이로써 조사 대상 36개국 중 미혼모 인정 비율 최하위권인 35위를 기록했다. 미혼모를 '인정할 수 없다'고 답한 비율은 61.8%로 5위를 차지, 미혼모에 대한 부정적인 인식이 아주 강하다는 것을 보여주었다.

　우리나라가 괜히 낙태 공화국이 된 것이 아니다. 미혼모들이 낙태를 선택하고, 설사 출산하더라도 아기를 입양 보내는 일이 비일비재한 것은 무엇보다 사회의 이런 차가운 시선 때문이다.

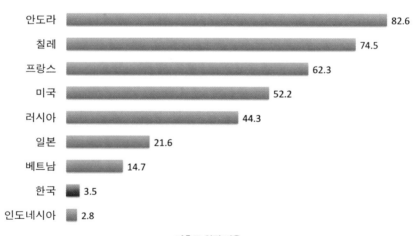

미혼모 인정 비율

(출처: 2007년 미시간 대학교 "세계 가치관 조사")

입양아의 생모 중 미혼 여성이 차지하는 비율

어느 보고에 의하면 국외의 경우 입양아의 부모가 기혼이 89.1%, 미혼이 10.9%인 반면 국내는 미혼이 80.9%, 기혼이 19.1%였다. 이는 우리나라 미혼모의 아기 대부분이 입양되고 있다는 뜻이다.

국내의 미혼모들이 아기를 입양시키는 것은 아직 경제적으로 자립하지 못했거나 아니면 학업을 이어가야 하는 청소년이기 때문이다. 그리고 미혼모에 대한 사회의 차가운 시선도 여기에 한몫하고 있다.

따라서 우리나라에서 낙태의 많은 부분을 차지하는 미혼 여성 낙태를 줄이기 위해서도, 그리고 아기는 생모와 함께 크는 것이 제일 바람직하다는 점을 고려해서라도 미혼모에 대한 사회 경제적 지원은 꼭 필요하다.

사회 경제적 사유의 낙태 합법화로는 불법 행위를 저질렀다는 심리적 부담은 덜어주겠지만 사회 경제적 어려움은 여전히 해소되지 않는다.

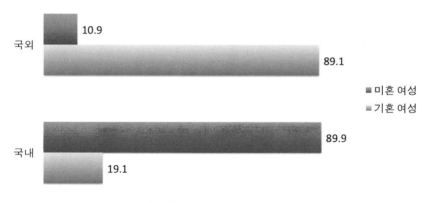

(출처: 2009년 한국여성정책연구원)

기혼 여성에서 현재 자녀수에 따른 낙태 사유

기혼 여성 3802명을 대상으로 한 어떤 조사에 의하면 20~44세 결혼한 여성 100명 중 낙태 경험을 가진 여성은 38명이었고, 낙태 경험을 가진 여성 100명 중 32명은 2회 이상 반복 낙태 경험이 있었다.

기혼 여성의 낙태 사유로 가장 많이 꼽힌 것은 출산 경험 횟수에 따라 각기 달랐다. 첫 아이 출산 전에는 '혼전 임신'이 32.8%로 가장 많았고, 둘째 아이 출산 전에는 '터울 조절'을 위해서가 25.2%로 가장 많았다. 그리고 셋째 아이 출산 전에는 더 이상 낳지 않으려는 이유가 65.5%로 가장 많았다.

통계는 기혼 여성의 반복 낙태율이 매우 높다는 것과 낙태의 사유는 현재 어떤 환경에 처했는지에 따라 그 이유가 다르다는 것을 보여준다. 즉 낙태가 발생하는 구체적 상황들에 대한 분석이 전제되어야 낙태 근절도 효과적으로 이루어질 수 있다는 이야기이다.

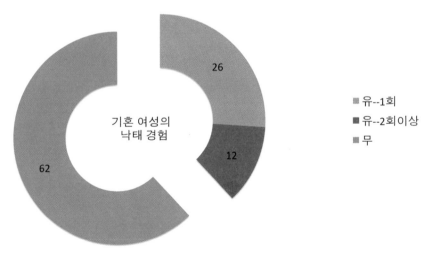

(출처: 2005년 한국보건사회연구원 보고서)

연간 우리나라 국민이 가장 많이 받는 수술은?

　2008년에 우리나라 국민이 가장 많이 받은 수술 5위는 아래 그래프와 같다.

　자연 분만은 수술이 아니라 제외되었고 낙태 수술도 대부분 합법적 시술이 아니라 통계에 포함되지 않았다. 그러나 만일 전체 낙태 수술이 제대로 포함된다면 2005년도 통계로 연간 34만여 건에 이르니 우리나라 국민이 가장 많이 받는 수술 1위가 될 것이다.

　어떤 병으로 수술을 받는 국민이 많다면 보건당국은 왜 많은지 알아보고 어떻게 하면 줄일 수 있는지 고민해야 한다. 그럼에도 통계에 의해서도 가장 많은 국민이 받는 것으로 드러난 낙태 수술에 대해 정부는 아무런 대책도 내놓지 않고 있다.

　국민의 건강에 관심이 없기 때문인지 아니면 국가 재정에서 돈이 지출되는 것이 아깝기 때문인지 진짜 이유를 모르겠다. 어떤 경우가 되었든 그것은 국가의 직무유기이다.

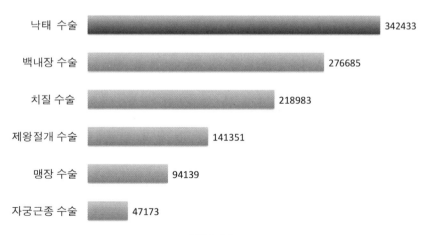

다빈도 수술

(출처: 2009년 건강보험공단 통계, 2005년 복지부 인공임신중절 실태조사)

당신은 낙태에 대하여 제대로 된 정보를 받은 적이 있는가?

낙태를 원해서 오는 여성들은 보통 강력한 낙태 의지를 가지고 있어 설득이 쉽지 않다. 그렇더라도 낙태 시술과 관련하여 의사는 끝까지 노력을 기울여야 한다. 그런 노력으로는 다음과 같은 것들이 있다.

1. 낙태 시술을 단호히 거부하는 것
2. 낙태가 무언지, 낙태의 위험성은 어떤 것인지 알려주고 설득하는 것
3. 반복 낙태가 발생하지 않도록 향후 주의사항과 피임에 대하여 정보를 주는 것

모든 의사가 1번처럼 행동하기는 어렵다. 그러나 최소한 낙태를 원하는 여성을 만났을 때 2번과 3번 조치는 의사로서 반드시 취해야 할 의무사항이다. 그러나 실제로 낙태 시술을 받은 여성 중 얼마나 많은 여성이 그런 설명을 들었는지 모르겠다.

낙태가 범람하게 된 원인이 여러 가지 있지만 의사가 올바른 정보의 제공을 소홀히 한 점도 그 중 하나다.

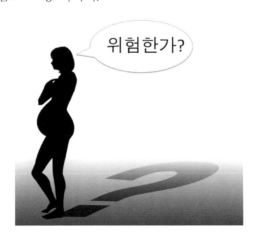

계류유산 혹은 강간에 의한 임신으로 조작하는 사태

계류유산은 태아가 자궁 안에서 사망한 상태를 말하는데 이때는 가능한 빨리 태아와 잔류물을 제거하는 소파 수술을 받아야 한다. 진단은 초음파 상 태아의 심장 박동이 정지되거나 태낭의 발육이 정지되는 것을 확인함으로써 내리며 진료를 한 의사만이 알 수 있다.

강간에 의한 임신도 모자보건법 상 합법적 낙태가 허용된다. 그러나 정말 강간에 의한 임신인지 아닌지는 당사자 외에는 알 길이 없으며 경찰에 신고하지 않는 것도 수치심 때문이라고 하면 달리 반박하기도 어렵다.

요즘 진료 현장에서 낙태죄를 피해가기 위해 사실과 다르게 계류유산으로 조작하거나 혹은 강간에 의한 임신으로 조작하여 낙태 시술을 하는 경우가 드물지 않게 있다고 한다.

낙태 시술의 옳고 그름과 별개로 이는 또 다른 점에서 심각한 일이다.

의료를 지탱하는 두 개의 바퀴 - 진실과 원칙 - 가 삐그덕 거리면서 우리나라 산부인과 의료도 휘청거리고 있다.

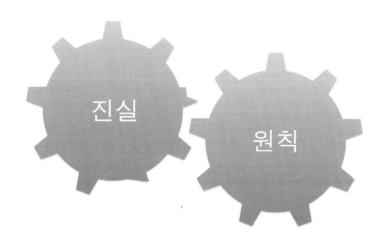

낙태 금지로 초래될 부작용

1. 무자격자에 의한 낙태 시술이 늘어난다?

법이 감시의 눈초리를 뜨고 있을 때 오히려 무자격자에 의한 시술이 줄어드는 것이며 법이 외면하는 곳에서 불법과 편법이 판을 친다는 것은 상식이다.

2. 외국으로의 원정 낙태가 증가할 것이다?

원정 낙태로 인해 다소간의 비용 증가와 시간 낭비가 발생할지 모르지만, 대신 낙태에 대한 접근성이 감소됨으로써 희생되는 태아와 여성은 줄어들 것이다.

3. 자살과 같은 극단적 선택을 하게 될 것이다?

드문 일이겠지만 만일 그런 일이 생긴다면, 그것은 낙태를 할 수 없어서라기보다는 임신을 하였지만 마음 놓고 출산할 수 없는 환경 때문이다.

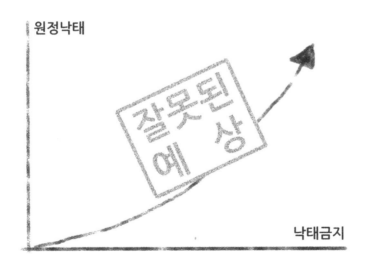

어디다 화살을 맞출 것인가?

낙태 금지에 따라 득실이 있을 것이다.

낙태 금지로 하여 원치 않는 출산을 하면 이로 인해 개인의 경제 여건이나 직장에서의 승진이나 취업 면에서 손해를 볼 수 있다. 일부는 낙태를 위해 외국으로 원정을 감으로써 돈과 시간의 손해가 생길 수도 있다. 학생은 학교로부터 자퇴를 강요당하고 따가운 주위의 시선과 질시도 감수해야 할 것이다.

이 외에도 많은 손해가 발생할 수 있다.

그러나 이런 손해와 비용 모두를 합한다 해도 낙태 금지로 얻는 이득, 즉 태아의 생명 구명에 비하면 매우 싼 것이다. 왜냐하면 그런 손해들은 대부분 돈으로 복구하거나 조금만 노력하면 회복할 수 있지만 생명은 돈이나 그 외의 다른 것으로 살 수 없기 때문이다.

이렇게 낙태 금지로 인한 손해는 낙태를 허용하지 않고도 막거나 상쇄시킬 수가 있지만 태아의 생명 희생은 낙태를 안하는 것 말고는 막을 방법이 없다.

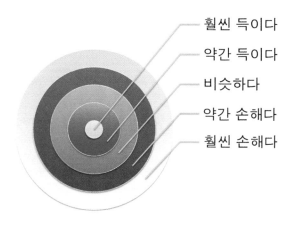

훨씬 득이다
약간 득이다
비슷하다
약간 손해다
훨씬 손해다

낙태로 초래될 수 있는 사회적 문제

낙태로 얻는 개인과 국가의 사회 경제적 이득도 있을 것이다.

그러나 눈에 보이는 것이란 면에서 그런 이득은 매우 적으며 오히려 눈에 잘 보이지 않는 사회적 손실이 더 막대하다.

그런 국가 사회적 손실로는 다음과 같은 것이 있다.

1. 인간에 대한 생명 존중 사고의 저하를 초래한다.
2. 여성에게 극심한 신체적, 정신적 후유증을 남기는 시술로써 여성의 인권을 훼손한다.
3. 비윤리적인 행위로 인하여 국민의 윤리의식이 저하된다.
4. 대부분의 낙태 시술은 불법 시술이며 법 정신을 훼손한다.
5. 의료계로서는 비정상적 수입원이 되어 의료 환경을 왜곡한다.
6. 불법 시술 후 발생하는 인체 조직물을 폐기물로 처리하지 않고 하수구로 버려서 환경오염의 원인이 된다.
7. 개인의 사회 경제적인 안정을 위해서라면 무슨 일이든 할 수 있다는 이기주의적 사고를 조장한다.
8. 국가적으로는 출산보다 낙태에 대한 접근성이 높아서 저출산 추세가 강화된다.

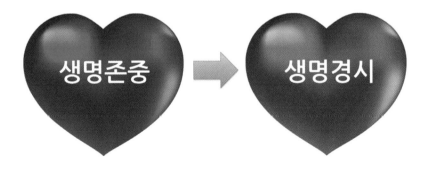

불행으로 가는 원웨이 티켓

　원치 않는 임신을 한 경우 낙태를 하면 육체와 정신 모두 임신 전의 원래 상태로 돌아가는 것으로 착각하는 사람이 많다.

　갑작스럽게 발생한 원치 않는 임신으로 여성은 앞으로의 진로 등 여러 가지 점에서 고민에 휩싸이게 되다가 낙태를 선택하고 만다.

　그러나 낙태는 생각지도 못한 더 큰 새로운 문제의 시작이 되며 불행으로 가는 원웨이 티켓인 경우가 많다. 어느 누구도 불행해지기 위해 권리를 행사하지는 않는다. 따라서 낙태라는 것은 도저히 여성의 권리가 될 수 없는 행위이다.

　그렇게 낙태는 출산 못지않게 여성의 삶의 질을 근본적으로 뒤흔드는 사건임에도 많은 여성이 출산보다 낙태를 택한다. 그것은 출산으로 겪게 될 부담에 대하여는 충분히 알고 있지만 낙태로 겪게 될 부담에 대하여는 거의 모르고 있기 때문이다.

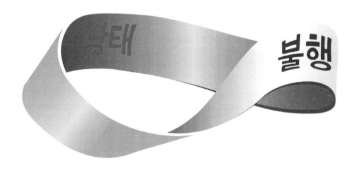

진정한 의미의 자기 결정권에 있어 전제조건

유방암에 걸린 여성이 유방 절제 수술을 받지 않을 경우 자신의 생명이나 건강을 잃게 된다는 것을 모르는 채 그저 유방을 절제함으로써 잃게 될 신체적 아름다움만을 생각한다면 아무도 수술을 받으려 하지 않을 것이다. 그러나 수술을 하지 않을 경우 생명을 잃게 된다는 것을 알기 때문에 유방암 환자들은 자발적으로 유방 절제 수술을 받는다.

자신의 생명, 건강, 행복을 위해서 내리는 결정은 어떤 것을 제거하지 않음으로써 혹은 제거함으로써 자신이 겪게 될 손해에 대하여 정확히 아는 것에서부터 출발해야 한다.

진정한 의미의 자기 결정권이 성립되기 위해서는 남에게 피해를 주지 말아야 한다는 전제와 함께 정확한 지식을 바탕으로 한 판단이라는 전제가 있어야 한다.

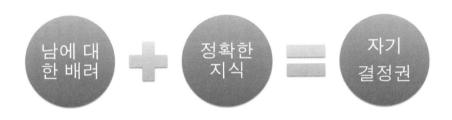

나는 누구일까?

나는 다른 사람의 몸 안에서 자라지만 그 사람을 해치면서 무한정 증식하지는 않기 때문에 종양은 아니다.

나는 다른 사람의 영양을 취하지만 그 사람과 많이 닮았기 때문에 기생충도 아니다.

나라는 존재 때문에 어떤 사람은 기뻐하고 어떤 사람은 괴로워한다.

내게 필요한 것은 사랑이고 내가 줄 수 있는 것도 사랑뿐이다.

나는 말을 못하기 때문에 누군가 나를 없애면 조용히 사라질 뿐이다.

나의 존재에 대하여는 내가 아니라 다른 사람이 가부를 결정한다.

나의 지금 모습은 조금 이상하게 보이지만 나를 담고 있는 그 사람도 한때는 이런 모습이었을 뿐 아니라 모든 사람이 한때 나와 같은 단계를 거쳐야 한다.

나를 없애는 것에 대해 어느 특정한 날을 기준으로 해도 되는 일과 해서는 안 되는 일로 나누는 사람들이 있다.

나는 돈으로 가치를 따질 수 없는 존재이지만 누구는 경제적 이유 때문에, 누구는 사회적 이유 때문에 내가 없어지기를 바란다.

윗물이 맑아야 아랫물이 맑다

강에는 상수원 보호 구역이라는 곳이 있다. 말 그대로 사람이 먹는 물을 깨끗이 유지하기 위해 취수를 하는 수원지가 오염되지 않도록 보호하는 것이다. 상수원이 오염되면 그 아래의 강물을 아무리 깨끗이 하려고 해도 불가능할 뿐 아니라 설사 가능하더라도 비용이 아주 많이 든다.

지금 어느 나라고 할 것 없이 살인이나 폭력 등 온갖 범죄로 몸살을 앓고 있다. 그런 비윤리적이고 불법적인 범죄를 줄이기 위해 엄청난 노력도 기울인다.

그러나 태아의 생명을 빼앗는 낙태에 대하여는 관대하게 생각하는 사람이 많다. 태아의 생명을 빼앗는 것이 당연한 사회에서 영아든 어린이든 성인이든 그 생명을 빼앗거나 인권을 침해하는 사례가 많이 발생하는 것은 이상할 것이 없다.

깨끗한 물을 먹고 싶다면 수원지부터 보호하는 것이 순서인 것처럼 건강하고 안전한 세상에서 살고 싶다면 태아부터 보호하는 것 또한 당연하다.

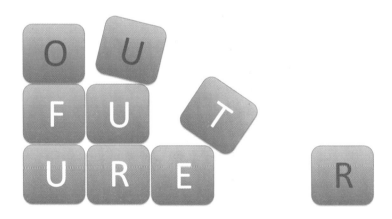

교통 신호등과 낙태 금지법

많은 사람이 신호를 지키지 않고 빨간불이라도 횡단보도를 건너는 도로가 있다. 빨간불에 건넌다고 눈치를 보는 사람도 적고 단속하는 사람은 아예 없다.

신호등의 존재가 필요하면 좀 더 신호를 잘 지키도록 단속이나 홍보를 해야 할 것이고 신호등이 필요 없는 도로라면 신호등을 없애는 것이 낫다. 그러나 어느 도로에서 신호등을 없앨 것인지 말 것인지는 신호를 어기는 사람이 많고 적은 것으로 결정하지 않는다. 이용하는 차량과 보행자가 많은지 아닌지, 사고가 많이 나는지 아닌지 하는 것으로 결정한다.

교통 신호등과 낙태 금지법은 다른 점도 있고 비슷한 점도 있다.

비슷한 점은 작동하지 않는 신호등이 제일 위험한 것처럼 낙태 금지법이 있으되 작동하지 않는 지금과 같은 상황이 제일 나쁘다는 것이다.

다른 점은 신호등을 지키지 않아 사고가 났을 경우 당장 그 사고의 결과를 볼 수 있지만 낙태로 인한 결과는 당장은 그 결과가 눈에 잘 안 띌 수도 있다는 점이다.

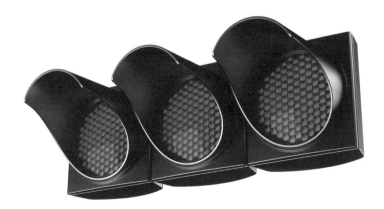

살인죄, 자살방조죄, 낙태죄와 인권

"살인을 금지하는 형법은 폐기되어야 한다. 그래야 누군가를 죽이고 싶을 때 처벌받을 것을 염려하여 살인을 하지 못하는 일 없이 마음대로 살인을 할 수 있으니까 말이다."

"자살방조죄를 없애는 것은 인권을 위해 반드시 필요하다. 그래야 자살을 하고자 하는 사람이 지나던 사람이 자살방조죄로 처벌을 받을까봐 자살자를 말려 방해하는 일이 없이 무사히 자살을 하도록 할 수 있으니까 말이다."

"여성들을 위해서 낙태 합법화는 반드시 필요하다. 그래야 여성들이 처벌받지 않고 의사를 찾아 병원에 가서 낙태를 할 수 있기 때문이다."

자살을 할 수밖에 없을 정도로 열악한 환경이라고 하더라도 자살방조죄를 없애는 것이 자살자의 인권을 보장하는 일은 아니다.

그런데 자기 뱃속의 아기를 죽이는 일을 마음대로 할 수 있게 해주는 것이 여성의 인권을 보장해주는 것이라 할 수 있을까?

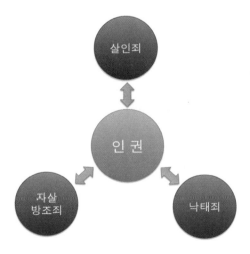

낙태 논란에서 잘못된 생각 몇 가지

1. 낙태를 여성의 인권으로 보는 생각

어떤 사람들은 임신과 출산은 여성에 대한 속박이자 억압이라고 보며 낙태는 여성의 권리를 보장해주는 것이라고 주장한다. 그러나 실제로 낙태율이 높은 국가들은 모두 여성의 인권이 낮은 국가들뿐이다.

2. 낙태는 개인의 문제라는 생각

임신과 출산, 낙태는 여성 개인의 몸에서 벌어지는 일이지만 낙태는 사회 환경과 정치세도, 인구정책에 따라 크게 좌우된다. 따라서 낙태는 개인 차원의 문제만은 아니다.

3. 낙태는 철학적 혹은 종교적 문제일 뿐이라는 생각

낙태는 여성의 몸에 심각한 후유증과 돌이킬 수 없는 위험을 초래하는 일로서 의학적으로 볼 때 여성에게 아주 중요한 행위다. 따라서 낙태 문제는 철학자나 종교인만의 문제가 아니라 여성을 포함한 우리 인간 모두의 문제다.

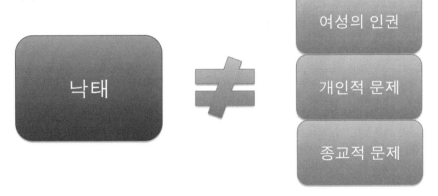

누가 태아의 생명 박탈 권한을 가질 수 있는가?

"병들고 약하고 불구인 아이들의 적발, 즉 그들의 박멸은 정당한 행위였으며 그것은 현재 우리 시기의 비참한 광기인 커다란 병리학적 문제를 간직하는 것보다 사실상 수천 배 더 인도적인 것이다."

"태어나서 얼마 살지 못하는 기형이나 중증 기형의 경우 인도적 견지에서 합법적 유산 수술을 받을 수 있어야 한다."

첫 번째 문장은 세컨드북(Second Book)이라는 책에 나온 것으로 나치 독일의 히틀러가 낙태를 옹호하면서 한 말이고, 두 번째 문장은 우리나라의 모 산부인과 교수가 낙태 합법화를 주장하면서 한 말이다.

그러나 지금 현재 살아 있는 인간은 그 누구든 간에 낙태당하지 않았기 때문에 태어날 수 있었다. 따라서 지금 살아 있는 모든 자들은 태아에 대하여 생명 박탈의 권한을 가질 수 없다.

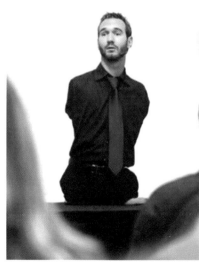

팔다리가 없지만 정상인과
전혀 다를 바없이 사는 ----
닉 부이지치

낙태라는 의학 기술은 인류에게 득일까 손해일까?

과거 빙하기 시대 공룡의 멸종 원인에 대한 가설 중에는 공룡이 새끼를 낳지 않고 알을 낳는 '난생'이었기 때문이라는 것도 있다. 즉 알이 추운 빙하기가 닥쳐 얼어 죽었기 때문에 결국 공룡이 멸종하고 말았다는 것이다.

반대로 인간을 포함한 대다수 포유류는 새끼를 따뜻한 자궁 안에 보호하는 '태생'이었기 때문에 추운 빙하기를 무사히 견뎌내고 살아남을 수 있었다고 한다.

그 가설이 사실인지 아닌지 알 길은 없지만 외부 위험에 대한 안전판인 태생이라는 특싱은 이제 인간 스스로 만든 낙태 기술에 의해 크게 위협받고 있다.

앞으로 낙태라는 기술이 종의 보존에 유리하게 작용할지 아니면 자멸하게 만들지 잘 모르겠지만 한 생물종이 자신의 2세가 아니라 자신의 이득을 위해 어떤 결정을 택하는 현상이 광범위하게 벌어진다면 결국 그 생물종의 보존은 매우 위태로울 것이다.

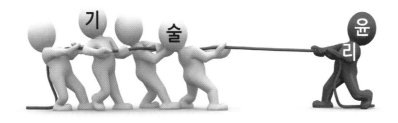

성희롱, 존엄사 그리고 낙태

별 뜻 없이 순수한 목적으로 한 말이나 행동이라도 상대방이 성적 수치심을 느꼈다면 성희롱이 된다. 성희롱의 판단에서 중요한 것은 말한 사람의 의도가 아니라 당한 사람의 감정이다.

낙태 문제에 있어서도 마찬가지다. 낙태를 할 수밖에 없다고 생각하는 가해자의 의견보다는 피해자인 태아의 의견과 입장을 더 중요하게 반영해야 한다. 그러나 현재로서는 객관적으로 태아의 생각을 알 방법이 없다는 것이 문제인데, 존엄사에 대한 우리 사회의 대처 방법을 유심히 살펴보면 그 해답의 실마리가 보인다.

존엄사의 경우 당사자가 생전에 명시적으로 존엄사를 택한다는 의사를 밝히지 않고 식물인간 상태로 들어가면 가족들의 요구로 그의 생명을 빼앗을 수 없다.

따라서 낙태가 용인될 수 있는 경우는 아래 3가지 조건이 충족되었을 때 뿐이다.

1. 태아가 태어날지 말지 스스로 결정할 수 있고
2. 그 결정을 우리가 외부에서 객관적으로 알 수 있고
3. 그 선택이 태어나지 않기로 한 경우

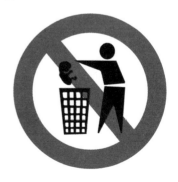

살인죄, 간통죄 그리고 낙태죄

　지구상에서 살인 행위가 없어지는 것과 살인죄가 없어지는 것은 전혀 다른 문제다. 살인을 저지를 만한 여러 가지 환경이 개선되지 않는 한 아마도 살인 행위는 쉽사리 줄어들지 않을 것이다. 살인 행위가 근절되지 않는 현실을 인정해서 살인죄가 없어질 것 같지도 않다.

　반면 간통죄는 과거에는 처벌의 대상이 되었지만 지금은 법의 폐지가 논의되고 있다.

　범람할수록 오히려 막고자 하는 노력이 강해지는 행위와 보편성을 띠면 묵인해주는 행위는 어떤 기준에 의해 구분되는 것일까? 아마도 허용함으로써 입을 피해자의 인권 침해의 정도, 금지함으로써 입을 가해자의 인권 침해의 정도, 그리고 둘 중 어느 것이 사회의 건강과 안전을 확보하는 데 도움이 되는지 등이 그 기준일 것이다.

　낙태죄를 없애면 우리 사회가 더 안전해지고 건강해질 것이라고 생각하는 사람이 있는지 모르겠다.

낙태죄는 어디에?

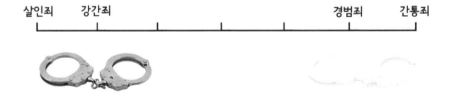

살인죄　　강간죄　　　　　　　　　　　　　　　　　경범죄　　간통죄

성적 자기 결정과 낙태 자기 결정권

누구나 성관계에 대해 자기 결정권을 가지고 있다. 하지만 많은 여성이 그런 결정권이 침해되어 강간을 당한다. 더군다나 외부로는 잘 알려지지 않지만 가정 내에서 남편에 의해서 일어나는 강간은 2008년도 여성가족부의 조사 결과 여성 1000명당 9.7명꼴로 나타났다.

부부강간의 처벌에 대하여는 '찬성' 38.7%와 '찬성하지만 시기상조' 26.1%로 합치면 64.8%에 이를 만큼 전반적으로 처벌에 찬성했다. 이런 부부강간의 기준에 대하여는 아직 논란 중이지만 여성의 목소리가 높아지고 인권의식이 좀 더 발전하면 아마 인정 범위도 더 늘어나게 될 것이다.

강간죄로 처벌받는 사람들이 늘어나더라도 여성의 성적 자기 결정권은 더 강화 될 것이다. 마찬가지로 보호해야 할 태아의 범위가 더 폭넓게 인정되면 될수록 낙태죄로 처벌받는 사람도 늘어날 것이다.

성적 자기 결정권의 범위를 넓히려는 여성이 보호해야 할 태아의 범위는 축소해 나간다면 너무 자기중심적이라고 하지 않을 수 없다.

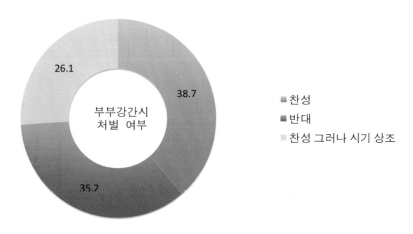

(출처: 2008년 여성가족부 전국 성폭력 실태조사)

노예 해방과 태아 해방

　미국의 남북전쟁은 노예 해방 전쟁이었다. 노예를 많이 보유한 남부의 지주들은 노예가 자신들의 소유물이라고 생각했다. 그들은 노예를 포기할 경우 농사나 목장 관리가 어려워져 경제가 파탄난다고 주장하면서 노예 해방을 반대했다. 많은 희생을 치르기는 했지만 노예도 사람이라는 생각을 가진 북부의 링컨이 전쟁에서 승리하여 노예들은 족쇄를 벗고 인간이라는 원래의 이름을 찾았다.

　지금 낙태 근절이라는 태아 해방 전쟁이 각국에서 벌어지고 있다. 없애도 좋은 소유물이라는 오명을 떼고 모든 태아가 인간이라는 원래의 이름을 찾는 데 얼마가 걸릴지 잘은 모르겠다.

　그런 점에서 우리나라에서 태아라는 말과 함께 '뱃속 아기'라는 말이 쓰인다는 것은 희망적인 일이다. 뱃속 아기라는 말에서 뱃속이라는 단어는 집안에 있는 아이에서 집안이라는 단어와 별로 비중이 다르지 않기 때문이다.

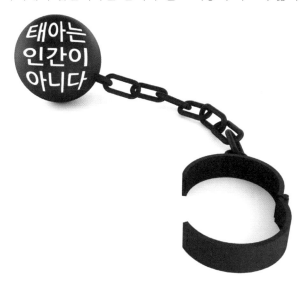

출산파업은 정당한 수단을 통해야 한다

우리나라는 현재 '출산파업' 중이라고 한다.

국민은 한 나라의 소중한 자원이지만 그렇다고 해서 여성으로 하여금 강제로 출산을 하게 할 수는 없다. 그러나 출산파업이든 노동파업이든 모든 권리 행사에는 두 가지 기본 전제조건이 따른다는 것을 알아야 한다.

첫째는 그에 따르는 대가를 감수해야 한다는 것이고 둘째는 정당한 수단을 통해야 한다는 것이다.

출산파업으로 치러야 하는 대가는 출산이 점점 더 권리가 아닌 의무로 고착된다고 하는 점이다. 이는 결국 생물학적으로 출산을 할 수밖에 없는 여성은 영원히 약자의 수준에서 벗어날 수가 없다는 의미와 같다.

정당한 수단을 택해야 한다는 의미는 출산파업을 낙태와 같은 불법적이고 비윤리적 방법으로 해서는 안 된다는 것이다. 아무리 좋은 목적이라도 잘못된 수단을 통해서 얻어서는 안 된다. 더군다나 출산파업이 좋은 목적이 될 수 있는지도 의문이지만…

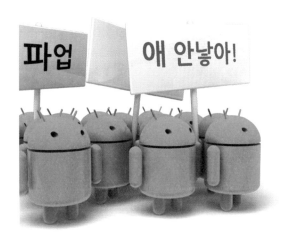

자기 결정권, 낙태의 참혹성을 감추는 포장지

임신 12주가 되면 태아에게는 손가락, 발가락이 형성되고 대부분의 장기도 갖추어진다. 그러나 낙태 시술 동안 임산모는 마취되어 그런 태아를 보지 못한다.

모든 과정을 보는 의사들은 어떨까. 비록 종교가 없는데다 낙태 시술로 인한 수입이 적지 않고 임산모가 강력히 원했다며 자기 합리화에 힘쓰지만 그 끔찍한 모습에 아무렇지도 않은 의사는 없을 것이다.

대부분의 낙태 시술이 합법화되어 있는 미국 등에서는 오히려 낙태 시술 의사를 찾기 어렵다. 이는 자기 결정권 등을 오오히며 아무리 그럴싸한 껍데기로 포장해도 낙태라는 알맹이가 얼마나 잔인한지 알기 때문이다.

머리는 감추어도 꼬리는 드러난다는 뜻으로 '장두노미(藏頭露尾)'라는 사자성어가 있다. 꿩이 사람이나 사냥개를 만나면 놀라 달아나다가 그냥 숲속에 머리를 박고 꼼짝 않는 특성을 빗댄 것이다.

진실을 외면하고 위험을 피하지 않은 꿩에게 돌아오는 것은 죽음뿐이다. 낙태의 참혹성을 외면함으로써 죽는 것은 태아의 생명만이 아니다.

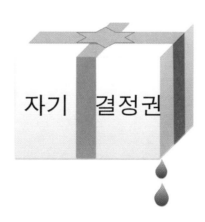

자세히 보면 보인다

아래 사진은 미국 사진작가 크리스 조던이라는 사람의 작품이다. 언뜻 보면 유방 사진 같다. 그러나 자세히 보면 이 사진은 3만2000개의 '바비 인형'으로 구성되어 있다.

이 사진 속의 바비 인형 숫자는 2006년 한 해 동안 매월 미국에서 긴급하지 않은 유방확대술을 행한 숫자와 같다.

눈을 크게 뜨고 자세히 보면 안 보이던 새로운 것이 보이는 것은 비단 이런 사진만이 아니다. 낙태의 위기에 처했을 때도 자세히 보면 새로이 보이는 것이 있다.

원치 않는 임신이라는 당황스러운 사실 앞에서 우선은 출산으로 초래될 앞날에 대한 두려움, 예상치도 않았던 신체 변화, 임신이 탄로 날까 하는 불안함만이 크게 느껴질 것이다.

그러나 조금만 깊이 바라보면 비록 몸 안에 있고 외모가 닮기도 했지만 자신과는 전혀 다른 태아라는 또 다른 생명의 존재가 보인다.

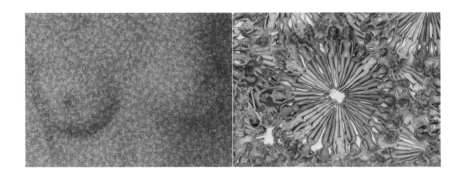

낙태 수술을 할까요 말까요?

　미국에서 결혼 9년 된 어떤 부부가 2010년 11월부터 12월 중순까지 약 한 달간 'Birthornot.com'이라는 블로그를 통해 아기를 낳을지 말지를 물은 적이 있다. 당시 산모는 임신 17주 정도의 태아를 임신하고 있었는데, 그들은 "자신이 부모가 되어도 좋은지 확신하지 못하겠다"며 "설문 결과를 보고 출산 여부를 결정하겠다"고 했다.

　이 설문에 총 200만6363명이 참여했고 그 중 22.4%인 44만8777명은 출산을, 77.6%인 155만7586명은 낙태를 선택했다. 그러나 다행히 이 부부는 출산하기로 결정했다고 한다.

　이 소식은 우리 모두에게 몇 가지 고민해 보아야 할 숙제를 던졌다.

1. 태아의 생명 박탈 여부를 다른 사람의 투표로 결정해도 좋은지
2. 만일 장애를 가진 태아에 대하여 이런 설문이 있게 될 경우 그 결과가 사회에 끼칠 영향은 무언지
3. 다수 네티즌이 낙태를 조언하게 된 이유는 무언지

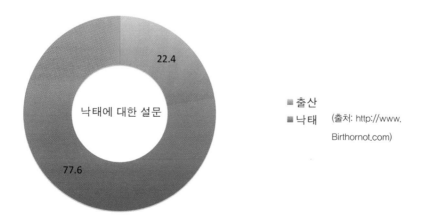

22.4

낙태에 대한 설문

77.6

■ 출산
■ 낙태　(출처: http://www.Birthornot.com)

현재는 과거의 결과물이며 미래의 원인이다

통계에 따르면 15세 이상 전체 여성의 평균 출생 자녀수는 2000년 1.90명, 2005년 1.81명이었다. 조금 줄기는 했지만 그래도 한 부부가 평균 2명의 아이는 두고 있다는 얘기다.

합계 출산율(15~49세 사이의 가임 여성이 낳은 평균 자녀수)은 2000년 1.47명, 2005년 1.08명이었다.

많은 사람이 저출산의 심각성을 체감하지 못하는 이유는 과거의 적정한 출산으로 태어난 사람들이 아직 다수를 차지하고 있기 때문이다. 즉 현재 우리가 누리는 국가 경쟁력은 이미 출산된 사람들, 즉 과거에 빚지고 있는 것이다.

많은 태아가 무참하게 낙태되고 임신 여성이 처한 환경이 열악하기 짝이 없는 현재 우리의 모습은 과거 정부의 잘못된 정책과 사회의 무관심으로 말미암은 것이다.

같은 방식으로 지금 우리가 어떤 선택을 하느냐에 따라 미래에 우리 아이들이 살 세상의 모습이 결정된다.

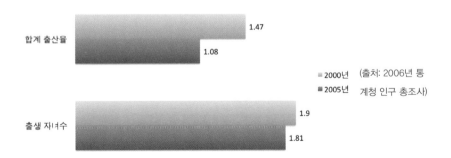

학습된 무기력과 낙태의 감수

　행동주의 심리학자 셀르그만은 아무런 학습을 하지 않은 개, 전기 충격이 가해지면 스스로 스위치를 눌러 고통을 피할 수 있도록 학습한 개, 그리고 피할 아무런 장치가 없는 상태에서 전기 충격을 주어 고통을 감내하도록 학습시킨 개 등 모두 3그룹의 개들을 풀어서 나지막한 칸막이로 나누어진 우리에 넣고 다시 전기 충격을 가했다.

　그랬더니 고통 회피 학습을 한 개와 아무런 학습을 하지 않은 개들은 칸막이를 넘어 자극을 피한 반면, 고통 순응 학습을 한 개들만은 끙끙거리면서 불쾌한 자극을 고스란히 감내했다.

　이런 현상은 인간에게도 마찬가지로 나타나는데, 학습된 무기력이 몸에 배면 그 개체는 당연히 요구해야 할 것도 요구하지 않고 그냥 부당한 대우를 감내한다. 대부분 낙태는 어쩔 수 없이 선택할 수밖에 없는 것이라고 생각한다. 즉 낙태도 일종의 강요된 고통이라는 뜻이다.

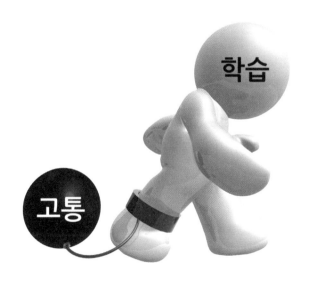

사슬을 끊지 않고 묶여 있는 불쌍한 어른 코끼리

과거 우리 정부는 비상 국무회의라는 독재적인 기구에서 낙태를 허용하는 모자보건법을 만들었다. 그리고 국가의 경제 발전을 위한다는 명분으로 여러 수단을 동원하여 낙태를 강요했다.

이제 산아제한의 필요가 없어져서 정부의 낙태 조장 정책은 사라졌지만 아직도 많은 여성이 여전히 아무렇지도 않게 낙태 시술을 받는다.

어린 코끼리를 쇠사슬에 묶어 두면 코끼리는 사슬을 끊고 도망치기 위해 발버둥을 치지만 노력해도 사슬이 끊어지지 않는다는 것을 알고는 결국 포기한다. 이런 코끼리는 어른 코끼리가 되어도 어린 시절에 끊지 못한 사슬의 기억에 사로잡혀 충분히 끊을 수 있는 사슬도 끊지 않는다.

많은 사람이 과거의 낙태 강요 정책이라는 단단한 사슬의 기억으로 해서 '낙태는 끊을 수 없는 사슬'이라는 인식을 갖게 되었다. 이제는 그런 사슬이 더 이상 없지만 '사회 인프라가 미비한 상태에서는 낙태가 여성을 위한 최선의 선택이자 권리'라는 새로운 사슬을 스스로 만들어 옭아매고 있다.

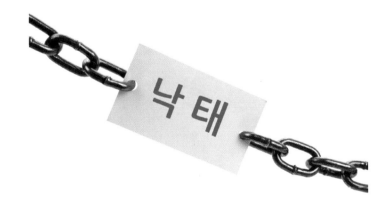

낙태와 정당방위

낙태와 살인은 타인의 생명 박탈이라는 점에서 동일하다.

그러나 살인은 상대가 가진 돈을 빼앗거나 혹은 상대가 내게 준 모욕이나 손해에 대한 복수로 일어나는 데 비하여 낙태는 태아가 산모에게 줄 돈이 있거나 산모의 원한을 사서 일어나는 일이 아니다. 단지 학업, 직업 또는 사회적 체면 등 여성 혹은 부부가 가진 것들을 빼앗기지 않기 위해서 일어나는 일이다.

살인에 비해 낙태는 자신을 보호하기 위한 정당방위로 일어난 행위라고 할 수 있다. 하지만 정당방위로 상대를 죽이는 것이 인정되는 것은 단 한 가지 경우뿐이다. 내 생명이 위험해 처했고 다른 방법으로는 그 위험을 피할 수 없을 때이다.

마찬가지로 낙태도 낙태를 하지 않음으로써 누군가의 생명이 위협받을 때, 그리고 낙태 외에는 그 위험을 피해갈 다른 방법이 전혀 없을 때에만 최후의 방법으로 인정되어야 한다.

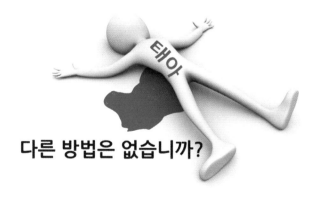

낙태에 관한 400자 칼럼 155

태아는 여성의 자궁에 전세든 존재

　여성은 태아에 대하여 10개월짜리 전세를 내준 집주인과 같은 입장이다.

　혹시 여성이 원치 않는 임신이 된 경우에 자신은 전세를 줄 생각이 없었는데 강제로 전세를 들어 온 경우이니 쫓아내도 된다고 말할지 모르겠다. 그러나 거의 대부분 여성이 성관계를 하면 임신이 될 수 있다는 사실을 알고 있기 때문에 이를 알면서도 성관계를 했다는 것은 전세를 주는 것에 묵시적으로 동의한 것이라고 봐야 한다.

　다만 강간에 의한 임신과 같은 경우에는 무단 점유라 할 수 있지만, 그런 경우에도 내쫓길 경우 죽을 정도인 상황에 처한다면 밖으로 내쫓아서는 안 된다.

　인간이 저지르는 잘못 중에 큰 잘못이 세 가지 있다. 남의 생명을 빼앗는 일, 잘못을 저지르지 않은 사람이 불이익을 당하는 일, 저항할 힘이 없는 약자를 짓밟는 일이다. 낙태는 이 세 가지 잘못을 한꺼번에 저지르는 일이다.

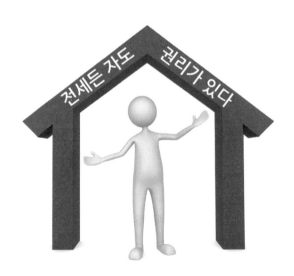

Happiness = effort × Love²

"행복해지기를 원하는 남자나 여자는 피할 수 있는 불행과 피할 수 없는 불행, 병과 심리적 갈등, 투쟁과 가난과 악의로 가득한 세계에서 각 개인에게 맹공을 퍼붓는 불행의 무수한 원인을 극복하는 방법을 찾지 않으면 안된다."

위 글은 철학자 버트란드 러셀이 자신의 책 『행복론』에서 행복해지기 위한 방법으로 제시한 것이다. 그는 행복이 우연히 주어지는 것이 아니기 때문에 행복해지기 위해서는 치열한 노력이 필요하다고 말했다.

그런 치열한 노력은 나와 남에 대한 사랑을 실현하고자 할 때 나올 수 있는 것이다. 그러므로 낙태와 출산 중에 어느 것이 여성과 태아 둘 모두에 대한 사랑에서 나온 것인지 고민해야 한다.

그래서 Happiness=effort×Love² 이다. 아인슈타인은 '에너지는 질량에 비례한다'는 $E=mC^2$ 이라는 자연법칙을 발견함으로써 인류에 공헌했다. 행복이 노력과 사랑에 비례한다는 $H=eL^2$ 이라는 당연한 공식 역시 인류에게 희망을 가져다 줄 것이다.

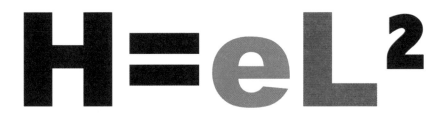

타인에 대한 잔인성과 낙태

스탠리 밀그램이라는 과학자가 한 가지 재미있는 실험을 했다. 가짜 의사 A에게 권위를 부여한 후 피실험자 B로 하여금 갇힌 방 안에 있는 학습자 C가 문제를 틀릴 때마다 그에게 전기 충격을 주라고 지시했다. 그리고 어떤 상황에서도 B가 지시를 잘 따르는지 테스트했다.

실험에 참여한 피실험자 B 가운데 84%는 아주 위험하다고 보이는 상황에서도 A의 지시에 따라 C에게 높은 전기 충격을 가했다. 이 실험은 통제된 상황에서 나타나는 인간의 맹종을 보여주는 것이다.

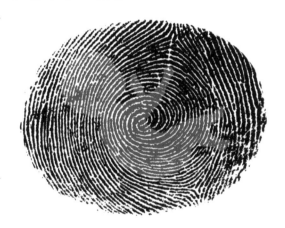

만일 실험 방법을 C가 문제를 틀릴 때마다 B 자신이 전기 충격을 받는 것으로 했다면 아마 결과가 많이 달라졌을 것이다. 위 실험은 인간이 다른 사람에게 끼치는 고통에 대하여는 그다지 심각하게 생각하지 않는다는 것을 보여준다.

낙태를 할 때마다 바로 부모 혹은 여성 자신의 손가락이 하나씩 없어진다면 지금과 같이 낙태가 성행하지는 못했을 것이다.

태아는 클로버의 4번째 잎

언젠가 프랑스에서 행복의 조건은 무엇이라고 생각하는지 묻는 설문 조사가 있었다. 조사 결과 '행복이란 농촌에 사는 교사가 음악을 들을 때'라는 답이 가장 많았다고 한다. 농촌에서는 오염되지 않은 환경 아래 건강하게 살 수 있다. 그리고 교사라는 직업은 사회 경제적 안정감을 제공 한다. 또 음악은 삶을 여유롭게 즐기고 있다는 증거다.

반드시는 아니라도 대개의 경우 행복이라는 세 잎 클로버는 건강, 안정, 여유라는 세 개의 잎으로 구성되어 있다. 거기에 네 번째 잎이 더해지면 행 운의 네 잎 클로버가 된다.

나는 여성에게는 아기가 그 네 번째 잎이라고 생각한다. 어떤 여성들은 태아라는 잎을 떼내어야 자신의 행복을 찾을 수 있다고 생각한다. 그러나 그 잎을 떼어내는 순간 자신의 행복을 꾸몄던 나머지 잎들, 즉 건강, 안정, 여유도 함께 뜯겨 나가게 되기 쉽다는 것은 잘 모른다.

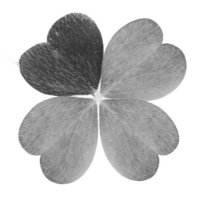

성공적인 실패와 부끄러운 성공

1970년에 발사된 아폴로 우주선 13호는 산소탱크 폭발로 달 탐사에는 실패했다.

그럼에도 그 사건은 '성공적인 실패'로 불린다. 비록 원래의 목적인 달 탐사에는 실패했지만 고난을 극복하고자 하는 인간의 노력을 감동적으로 보여주었기 때문이다. 많은 이들의 노력으로 우주인 모두 무사귀환해서 생명을 건졌으며 그것은 다른 많은 희생에도 불구하고 가치 있는 일이었다.

현재 낙태 기술은 상당히 발전해서 정신적 후유증을 별개로 한다면 순수한 육체적 부작용의 발생은 10% 정도에 불과하다. 태아의 효과적 제거라는 목적에서 보면 성공적인 발전이라 할만하다.

그러나 인간의 생명을 희생한 대가로 얻는 것은 아무런 가치가 없다. 따라서 설사 낙태 기술이 앞으로 계속 성공적 발전으로 평가되더라도 그것은 태아의 희생을 전제로 했기 때문에 부끄러운 성공일 수밖에 없다.

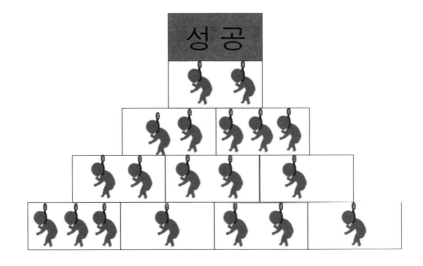

낙태 4.0 시대를 위하여

낙태 1.0 시대

중세 시대 이전까지는 태아의 존재에 대한 인식이 없었으며 태아의 존재가 어느 정도 구체적으로 파악된 19세기까지도 낙태는 생명에 대한 말살이 아니라고 생각했다. 말하자면 낙태 완전 자유 시대라고 할 수 있다.

낙태 2.0 시대

19세기 이후부터 20세기 중반인 1960년대까지는 여성의 인권에 대한 주상에 비하여 태아의 손재가 완선한 생넹으로 산주뇌어 서의 모든 낙태가 규제되었는데 이 시기는 낙태 전면 금지 시대라고 할 수 있다.

낙태 3.0 시대

전세계적으로 1960년대부터 현재까지는 프로라이프와 프로초이스 간에 절대 타협할 수 없는 깊은 골을 사이에 두고 상호 배타적 관계로 대립의 시대를 유지하고 있다.

낙태 4.0 시대

이제는 태아와 여성이 대립의 관계 아니라 상호 존중의 대상이며 또한 그런 방법을 찾기 위해 노력해야 한다. 태아와 여성의 공존 개념이 필요하다.

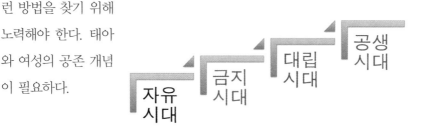

전구를 깨고 빛을 잃다

어두운 통 안에 전구가 들어 있다. 전구가 빛을 발하고 있는지 아니면 꺼진 상태인지는 잘 모른다. 어떤 사람은 그 전구는 가치가 없는 유리조각일 뿐이라고 말하고 어떤 사람은 소중한 존재라고 말한다.

쓸모없는 물건이라고 말하는 사람들의 주장대로 전구를 통 안에서 깨서 꺼내버리면 전구는 정말 쓸모없는 유리에 불과할 뿐 아니라 보기에도 위험한 조각들에 불과하다. 반면 그 가치를 알고 어두운 통 안에서 전구가 안전하게 꺼내질 때까지 기다리는 사람들에게는 전구가 자신과 주변을 환하게 밝혀주는 소중한 존재가 된다.

전구가 깨지지 않은 채 안전하게 밖으로 나오게 되면 누구도 그 가치에 대하여 왈가왈부하지 않는다. 전구는 원래부터 소중한 가치를 가지고 만들어진 것이지만 어떤 선택을 하느냐에 따라 우리가 보게 되는 것은 정반대다.

어두운 통이 여성의 자궁이고 전기는 영양분이며 전구는 태아라고 한다면 빛은 바로 생명이다.

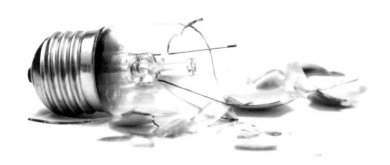

청소년의 임신과 낙태에 대하여

2006년 조사에 의하면 우리나라에서 13~18세 사이 청소년의 성관계 경험 비율은 5.1%이고 최초 성관계 연령은 14.2세이다. 성관계 경험이 있는 여학생 중 임신 경험 비율은 13.8%이고 이 중 85.4%는 낙태 수술을 받았다. 굳이 통계를 보지 않더라도 청소년 시기 임신의 대부분은 낙태로 종결된다. 그런데 그 후유증은 성인 여성에 비해 훨씬 더 심각하다.

그렇다면 이런 청소년 시기의 임신과 낙태에 대해 어떻게 대처해야 할 것인가?

1. 임신을 하면 쉽게 낙태할 수 있게 한다.
2. 피임을 잘 하면서 성관계를 가지도록 한다.
3. 지나치게 이른 나이에 성관계를 가지지 않도록 한다.

당신의 자녀라면 셋 중 어디에 우선순위를 두고 교육을 시키겠는가?

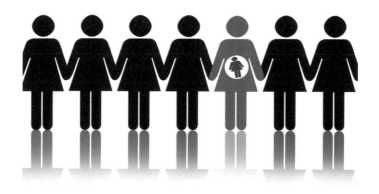

청소년 낙태
(출처: 경기도가족여성연구원– '청소년들의 성경험 연령 저하와 대응방안')

대학생들의 혼전 관계에 의한 임신 시 대처 방법

2009년 대학생 1035명을 대상으로 성의식에 대한 설문조사가 실시됐다. 그 중 '혼전 성관계로 임신이 되었을 때 어떻게 하겠는가' 라는 질문에 대한 응답은 아래 그래프와 같다.

과거에 비하여 혼전 성관계를 너그럽게 생각하는 경향이 커지면서 혼전 성관계의 빈도도 늘어나고, 따라서 혼전 임신이 될 가능성도 그만큼 높아지고 있다. 그러한 점을 감안하면 27.4%나 차지하는 낙태 의견은 가볍게 볼 일이 아니다.

'혼전 성관계가 가능한가' 라는 질문에는 74.5%가 가능하다고 답했는데, 이는 2003년도에 시행한 남녀 대학생 100명을 대상으로 한 조사의 49.6%보다 늘어난 것이다.

대학생들의 혼전 성관계에 대한 인식 변화는 태아에 대한 존중심이 동반되지 않는다면 매우 위험한 일이다.

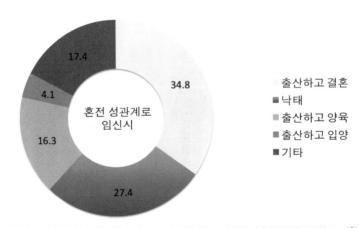

(출처: 2003년 경북대 "결혼관에 대한 설문조사", 2009년 알바몬 "대학생과 성 의식 조사")

혼전 성관계에 대한 대학생들의 인식

2009년 대학생 1035명을 대상으로 조사한 설문에서 '혼전 성관계가 가능한가' 라는 질문에 대한 응답은 아래 그래프와 같다.

남녀 불문하고 상당히 많은 학생이 혼전 성관계에 대하여 너그러운 자세를 취했다. 혼전 성관계 시의 임신은 우리의 문화적 환경에서는 낙태로 연결될 가능성이 높다. 따라서 혼전 성관계로 인한 임신을 막기 위해서는 피임을 하거나 아예 성관계를 갖지 말아야 한다. 그런데 아직 젊은 미혼의 학생들이 성관계 시 피임을 한다는 것은 쉽지 않다.

특히 여자가 성관계 시 남자에게 피임을 요구하는 것도 우리의 문화적 환경에서는 어렵고 매일 피임약을 먹거나 자궁내 장치를 하는 것도 만만한 일이 아니다. 따라서 아직 미혼의 청소년들이 부작용 걱정 없이 가장 손쉽게 낙태의 위기에 빠지지 않는 방법은 성관계를 자제하는 것이다.

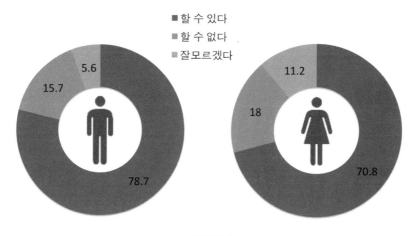

혼전 성관계

(출처: 2009년 알바몬 "대학생과 성의식")

미혼 청소년에서 계획 없는 성관계와 관련한 오해

1. 성관계를 거부하면 사랑하지 않는 것이라는 남자의 말로 인한 오해
2. 사랑하면 성관계를 가지는 것도 문제될 것이 없다는 오해
3. 성관계도 했으니 당연히 결혼도 할 것이라는 오해
4. 성관계를 가지게 된다고 해도 기분의 문제이지 다른 것은 문제될 것이 없다는 오해

위와 같은 오해는 다음과 같은 올바른 이해로 대처해야 한다.

1. 성관계를 가지지 않고도 나를 좋아하고 나의 결정을 지지해주는 것이 사랑이다.
2. 세상에서는 다른 사람의 인식도 내 삶에 영향을 끼치며 미혼의 성관계에 대하여 우리 사회는 부정적이다.
3. 사람의 말은 행동이나 계획과 항상 일치하는 것은 아니며 세상일은 어떻게 될지 아무도 모른다.
4. 성관계란 정신적인 점과 육체적인 점에서 여성의 몸에 크게 영향을 주는 행위이며 성병이나 임신의 가능성을 항상 내포하고 있다.

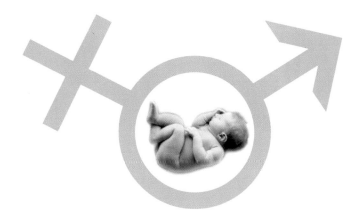

성과 임신은 불가분의 관계

10대 초중반의 사춘기를 포함하여 청소년기에는 급격한 정신적, 신체적 발달이 이루어진다. 특히 성과 관련해서 청소년기는 '호르몬 덩어리'라는 표현 그대로 통제하기 어려운 욕구와 갈증에 시달린다.

이 시기를 잘 넘기면 건강한 정신과 육체의 발달이 이루어지고 이후의 남은 인생도 보람차게 보낼 수 있다. 특히 성접촉은 어쩌면 여지껏 한 번도 겪어보지 못한 새로운 상황에 빠지게 만들 수도 있어 조심해야 한다.

성은 원래부터 쾌락 그 자체를 목적으로 생겨난 것이 아니다. 모든 생물에서 성의 가장 중요한 목적은 종족 번식이었다. 의학의 발달과 사람들의 인식 변화로 성의 의미가 쾌락과 생식으로 양분되면서 많은 사람, 특히 출산할 생각이 없는 청소년들이 성의 생식적 부분을 망각하는 경우가 많다.

모든 성적 접촉에는 항상 임신의 가능성이 있다.

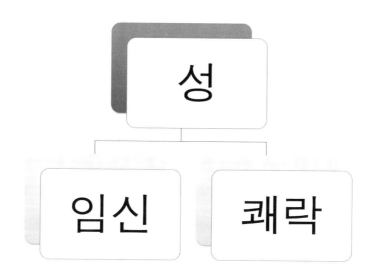

입덧 완화제의 과거와 낙태약의 미래

과거 탈리도마이드라는 약이 입덧완화제로 널리 쓰이다가 태아 기형을 초래하는 것으로 밝혀져 더 이상 임산모들에게는 쓰이지 않는다.

1980년에 프랑스에서 RU486이라는 이름의 먹는 낙태약이 개발되어 2000년에 미국 FDA의 승인을 받으면서 많은 나라에서 사용되고 있다. 굳이 수술을 받을 필요 없이 간단히 약 한 알만 먹어도 낙태를 할 수 있게 되었다.

그러나 어떤 행위가 간편해질수록 그런 행위로 인하여 초래될 위험은 더 커질 수 있다. 물론 낙태약의 미래가 과거의 탈리도마이드처럼 큰 부작용을 남길지 어떨지 아직은 모른다.

생명도 그렇지만 역사에서는 '후진'이나 '새로 고침' 기능이 없다. 또 과학이나 의학의 발전이 윤리적 발전과 궤를 같이 하는 것도 아니다. 그렇기 때문에 어떤 일이 편리해질수록 그에 수반하는 윤리적 고민은 훨씬 무거워져야 한다.

탈리도마이드   RU 486

보이지 않지만 분명히 있는 것

화가 파울 클레는 "예술이란 보이는 것을 재현하는 것이 아니라 보이지 않는 것을 보이는 것으로 만드는 것이다"라고 말했다.

모든 예술의 목적이 보이지 않는 것을 보여주는 것은 아닐 것이다. 그러나 클레는 예술의 목적이 인간을 한 차원 높은 곳으로 안내하는 것이라고 주장하며 그 방법으로 보이지 않는 것을 보여주는 것에서 찾았다. 그가 보여주고자 했던 것이 정확히 무엇인지는 모르지만 아마도 삶의 진정한 의미이거나 아니면 괴로운 현실 속에 숨은 삶의 아름다움이 아닐까 싶다.

낙태 근절 운동은 사람들에게 눈에 쉽게 보이지 않는 태아라는 존재를 보여주려는 운동이다. 그리고 그런 보여주기의 목적은 인간을 한 차원 더 높은 곳으로 끌어올리는 것이다. 보이지 않는 것에서 보이는 것을 찾는 것은 쉽지 않지만 눈에 의존하는 것이 아니라 마음으로 보고자 한다면 찾기가 아주 어려운 것만도 아니다.

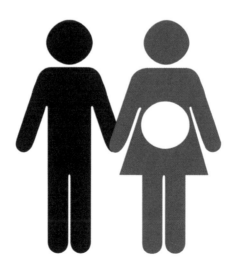

돈 신

많은 임산모가 경제적 이유 때문에 낙태 시술을 받는다.

의사는 낙태 시술을 하는 이유를 드러내놓고 말 못하지만 가장 큰 이유는 결국 돈 때문이다. 그렇게 돈을 최고의 가치로 여기는 세상에서는 태아의 생명도, 태어난 사람의 생명도 설자리가 없다. 따라서 낙태 근절 운동은 생명의 가치가 돈의 가치보다 더 소중하다는 것을 호소하는 운동이기도 하다.

단순히 낙태 건수를 줄이기 위해서라면 더 쉬운 길도 있다. 완벽하고 부작용도 없고 사용하기도 쉬운 피임법을 개발하면 된다. 또 낙태를 택할 수밖에 없는 경제적 요인을 완전히 없애주면 된다.

그러나 그런 방법이 실제로 빠른 시일 내로 가능할 것이냐 하는 문제도 있지만 그것이 최선의 방법이 될 수 없는 이유는 그런 경우들 역시 돈의 가치가 생명의 가치보다 더 크다는 가치관을 인정하고 있기 때문이다.

낙태 문제뿐 아니라 많은 문제에서 우리 인간이 가장 먼저 고려하는 것은 경제적 관점이다. 우리는 무의식중에 또는 공공연하게 돈을 신으로 모시고 있다.

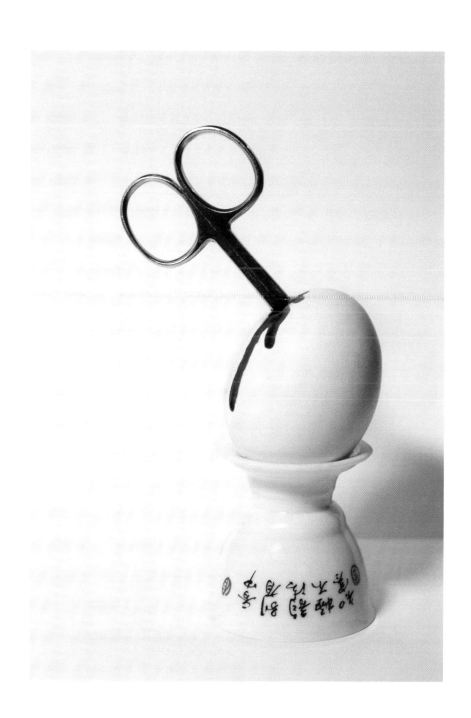

위협받는 생물학적 보호 장벽

뇌로 가는 모세혈관 벽의 세포들은 촘촘하고 단단하게 결합되어 있다. 따라서 뇌에 필요한 산소 같은 성분은 쉽게 통과하지만 크기가 큰 화학물질은 통과하지 못한다. 이렇게 뇌가 혈액을 통하여 외부의 위험에 노출되는 것을 피하는 보호 장치를 혈액 뇌 장벽이라고 한다.

이런 보호 장벽은 우리 몸에 두 군데 더 있다. 유해물질로부터 정자를 보호하는 혈액 고환 장벽과 임신 중의 태아가 산모의 혈액 내에 있는 위험 물질에 노출되지 않도록 하는 혈액 태반 장벽이 그것이다. 그러나 태아를 보호하는 태반 장벽도 부모의 낙태 의지 앞에서는 아무런 소용이 없다.

태아가 최소 6개월 정도는 지나야 외부 환경에서도 생존이 가능한 현실에서는 앞으로도 상당 기간 태아는 온갖 생물학적인 안전 장치에도 불구하고 그 존립이 계속 위협받을 것이다.

따라서 태아가 살아남기 위해 반드시 보내야 하는 자궁 속 6개월이라는 기간의 안전은 윤리가 대신하는 수밖에 없다.

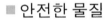
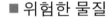
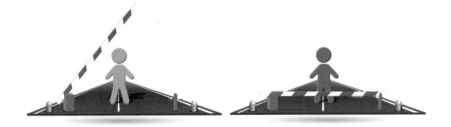

의사로서의 윤리와 소신

1988년 서울의대 김수태 교수는 만성 간부전인 13세 소녀에게 국내 최초로 뇌사자 간이식을 시행했다.

당시는 법적으로 뇌사가 인정되지 않았던 때라 아직 심장이 멈추지 않은 공여자의 간을 적출하는 것은 살인 행위에 해당할 때였다. 그러나 김교수는 이식 수술 후 살인죄로 감옥에 가겠다는 각오로 수술에 임했다고 한다.

당시 국내의 법과 윤리는 뇌사를 인정하지 않았지만 김교수는 의사로서의 소신에 따라 이식 수술을 감행했다.

어떤 의사들은 낙태 수술을 하는 것이 자신의 소신에 따른 것이라고 한다. 그러나 낙태죄 위반으로 감옥에 갈 각오를 하면서 여성을 위해 낙태 수술을 하겠다고 공언하는 의사는 없다.

그 이유는 아마도 둘 중 하나다. 소신은 그렇지만 법적 처벌이 두려워서이거나 아니면 소신이 아니라 그것을 가장한 변명이기 때문일 것이다. 어느 것이 진실인지는 모르지만 의사가 윤리도 없고 당당한 소신도 없는 것은 추하게만 보인다.

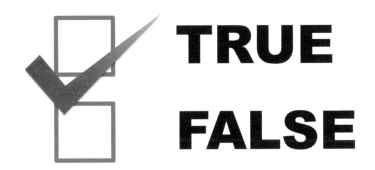

낙태 무료 진료와 공개적 낙태 병원

많은 의사가 국내의 무의촌이나 해외의 오지에 가서 무료 의료 봉사를 한다. 심지어는 전쟁 중인 나라에까지 가서 생명의 위험을 무릅쓰면서 봉사를 하는 의사들도 있다.

현재 낙태 수술을 하는 산부인과는 대략 전체 산부인과 중 80% 정도로 알려져 있다. 그러나 국내에는 낙태 무료 진료를 하는 의사도 없고 낙태 시술을 교묘하게 광고하는 병원은 있어도 공개적으로 낙태를 한다고 광고하는 병원도 없다.

현행법상 대부분 낙태가 불법이기는 하지만 그렇더라도 낙태가 정말 여성에게 좋은 것이고 소신이라면 법을 고치기 위해서라도 그렇게 하는 의사가 있을만한데 일체 없다.

왜 그럴까?

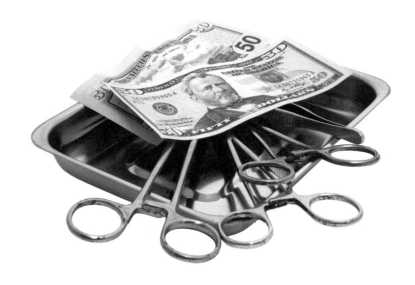

낙태 시술을 받는 전후 과정의 간단한 요약

1. 비보험으로 낙태 시술 비용과 영양제나 기타 마취제 등의 비용을 선수납하며 근거가 남는 카드 결제는 안되고 대개는 현금 결제를 요구받는다.
2. 시술을 위하여 수술대에 올라가 벌거벗은 채로 다리를 벌려 양쪽 다리걸이에 걸친 후 수면 마취제와 진통제 그리고 항생제를 맞는다.
3. 마취 동안이라 의식은 없어 본인은 알 수 없지만 흡입기나 수술 겸자를 이용하여 태아 조직과 태반 조직 그리고 양수가 제거된다.
4. 시술이 끝나고 마취가 깬 뒤 출혈이나 부작용의 발생을 확인하기 위하여 회복실에서 일정 시간 안정을 취한다.

아무런 감정의 개입 없이 담담하게 적은 낙태 시술의 전후 과정이다. 한 번쯤 받아도 좋다고 생각이 드는 시술인가?

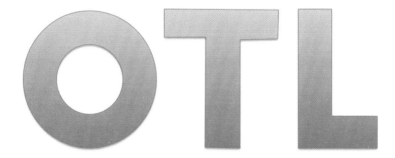

낙태로 초래될 수 있는 산모의 의학적 후유증

낙태 시술로 인해 여성에게 초래될 수 있는 후유증은 여러 가지이며 그 구체적인 내용은 아래와 같다.

1. 신체적 후유증

골반염이나 난관염, 복막염 등 감염질환. 난관염의 후유증으로 인한 불임, 자궁외 임신 빈도 증가.

자궁 경부 열상, 출혈, 자궁 천공, 내부 장기 손상.

다음 임신에서 조산과 유산의 위험 증가.

유방암의 발생률 증가.

불완전한 유산.

마취에 따르는 부작용, 수술 중 혹은 수술 후 출혈로 인한 쇼크와 그로 인한 사망(1/3000).

이러한 신체적 후유증은 전문가에 의한 적절한 시술로도 발생할 수 있는 것들이며 그 발생 빈도는 전체 낙태 중 10% 정도다. 그리고 대략 2% 정도는 심각한 합병증으로 고통을 받는다.

2. 정신적 후유증(낙태후 스트레스 장애)

우울증, 죄책감, 분노, 불면증, 자살 충동, 신경 쇠약.

음주, 약물 중독. 아동 학대. 성기능 장애.

정신적 후유증은 전체 낙태 중 50%에서 발생하며 10% 정도의 여성은 중증 장애를 겪는다. 이런 후유증은 시간이 간다고 해서 저절로 좋아지지 않으며 사람에 따라서는 시간의 경과에 따라 심해지기도 한다.

임신 중인 여성에서 몸의 의미

어떤 약은 원하는 목적지인 장까지 도달하기 전에 식도나 위장에서 쉽게 녹아버리기 때문에 안전한 캡슐에 약을 담아서 복용한다. 만일 캡슐이 중간에 깨져버리면 안에 들어 있는 약은 목적지까지 도달하지 못하고 파괴되어 그 약에 건강이나 생명을 의존하는 사람은 건강이나 생명을 잃는다.

임신이라는 문제에 국한하였을 경우 여성의 자궁 또는 넓은 의미에서 여성의 몸과 태아의 관계는 이 캡슐과 그 안의 약과도 같은 관계이다. 중간에 캡슐이 파괴되면 약이 본래의 목적을 잃어버리듯이 자궁이나 여성의 몸이 훼손되면 그 안의 태아는 생명을 잃게 된다. 물론 태아는 캡슐이 아니며 존귀한 생명이다.

그러나 임신 중인 여성의 자궁을 포함한 몸은 태아를 건강하게 키우고 출산하도록 만들어져 있어서 자궁 혈관이 발달하고 산모보다 태아에게 더 많은 영양을 보내기 위해 여러 가지 변화들이 일어난다.

낙태란 인간을 포함한 모든 생물의 이러한 기본적인 특성을 강제로 중간에 파괴시키는 행위이다.

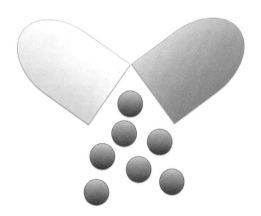

낙태와 유방암

낙태로 초래되는 많은 후유증 중의 하나가 유방암이다.

출산력과 유방암의 연관성에 대하여는 비교적 잘 알려져 있지만 낙태와 유방암의 연관성에 관해서는 학자들 간에 이견이 있다. 하지만 2007년에 패트릭 캐롤이라는 연구자가 미국 내과학회지에 발표한 논문이 이런 논란을 상당히 잠재웠다.

그는 낙태에 대한 윤리적 입장을 지니지 않은채 보험회사로부터 유방암에 관한 연구 용역을 받아서 선입견 없이 연구했다. 그는 낙태 통계가 정확한 영국, 아일랜드, 스웨덴, 체코, 핀란드, 덴마크를 대상으로 하여 연구했다.

논문의 결론은 다음과 같다.

"유방암 발병률의 증가는 낙태율의 증가와 출산율의 저하에 기인한다고 설명하는 것이 가장 합당하다."

아래 그래프는 그의 논문에 실린 여러 그래프 중 낙태율과 유방암 발생률의 상관성을 보여준다. 그가 밝힌 낙태율과 유방암 발생률 간의 상관계수는 최대 수치인 1에 근접하는 0.98이었다.

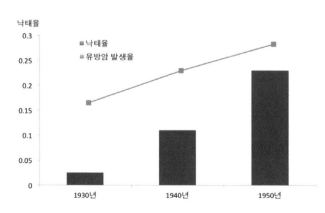

낙태율과 유방암 발생율
(출처: P. S. Carroll, 2007년 미국 내과저널 논문 '유방암 유행병: 낙태와 다른 요인들을 근거로 한 유방암 발병 모델링과 예측')

낙태 포기와 유방암, 둘 중 어느 것을 택할 것인가?

　미국의 몇몇 주에서는 의사들이 낙태 시술을 하기 전에 낙태와 유방암의 연관성을 여성에게 알릴 법적 의무가 있다.

　물론 낙태를 했다고 해서 모든 여성이 유방암에 걸리는 것은 아니며, 또한 낙태로 인해 유방암의 발생이 얼마나 늘어나는지에 대해서도 모든 학자가 동의하는 수치가 나와 있지는 않다.

　그러나 2010년 어떤 연구 자료는 낙태 유경험자가 낙태 무경험자보다 유방암의 발생 가능성이 무려 3배나 높다고 밝혔을 정도로 둘 사이에는 어느 정도의 연관성이 있다는 것이 현재까지 대다수 학자의 견해이다.

　여하튼 낙태로 인한 유방암 발생의 증가폭에 관한 일관된 수치는 없지만 상당히 높아진다는 데에는 이견이 없다.

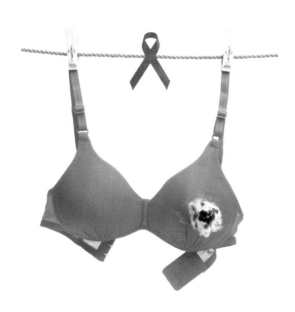

극소 저체중아의 치료와 낙태

임신 37주 이전에 태어난 아기를 미숙아라고 부른다. 그 중 출생 당시 체중이 1000g 이하인 아기를 초극소 저체중아라고 하며 그 중에는 불과 500g 밖에 안 되는 아기도 있다.

2008년 2월 임신 22주에 440g으로 태어난 신생아가 삼성서울병원에서 심장 기형 등의 수술을 무사히 견디고 살아났는데 현재까지는 국내에서 최저 체중 생존 기록이다(참고로 세계적으로는 280g이 최저 체중 생존 기록이다). 이런 초극소 저체중아들의 생존율은 대략 50% 정도다.

국내법상 몇 가지 사유에 해당하는 태아들은 임신 24주까지 낙태가 합법적으로 허용되어 있다.

우리나라에서는 어떤 부모를 만나느냐에 따라 태아의 운명이 엇갈린다. 아무리 체중이 적게 나가는 미숙아라도 살려내기 위해 부모를 비롯해 주변의 수많은 사람이 애쓰는 경우도 있지만 반대로 더 큰 태아가 낙태로 사라지기도 한다.

열차에 비유하자면 태아가 탄 열차 중에 어떤 열차는 안전한 집으로 가고 어떤 열차는 사형장으로 가는 셈이다. 우리나라의 경우 대략 두 대 중에 한 대는 사형장으로 간다.

만일 이미 태어난 우리가 이런 상황에 처했다면 순순히 받아들였을까?

피임 방법 중에 제일 끝이 아니라 살인 방법 중에 제일 앞

"No Condom, No Sex"

피임에 대한 남성의 무책임을 지적하는 캠페인 구호다. 콘돔을 사용하지 않으면 여성은 섹스를 거부하라는 의미를 지녔다. 그러나 콘돔은 대략 15% 정도의 피임 실패율을 기록하고 있다. 다른 피임법들도 마찬가지로 어느 정도 실패 가능성이 있다. 그렇다면 피임을 위해 노력한 후에도 임신이 되면 어떻게 해야 하는가?

임신해도 절대 낳지 않겠다는 생각으로 피임을 한 것이라면 당연히 낙태 외에는 방법이 없다.

따라서 출산이 절대 불가능한 상황이라면 어느 피임법도 결코 묘안이 될 수 없다. 아예 성관계를 하지 않는 것이 임신을 피할 수 있는 가장 확실하고 안전한 방법이다. 피임은 조금이라도 임신의 가능성을 낮출 수 있다면 낮춰 보지만 실패할 경우 출산하겠다는 마음일 때 시도할 수 있는 것이다.

그래서 낙태 옹호론자들이 "100% 완벽한 피임법은 없지 않느냐"고 하는 말도 낙태 반대론자들과 정반대의 목적을 위해 사용되고 있긴 하지만 새겨들을 가치가 있다.

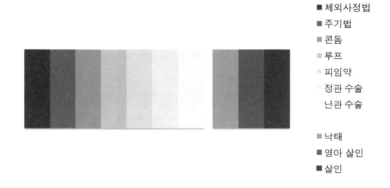

■ 체외사정법
■ 주기법
■ 콘돔
▦ 루프
▦ 피임약
  정관 수술
  난관 수술

■ 낙태
■ 영아 살인
■ 살인

태아의 주인은 누구인가?

1. 태아에게 유전자를 제공한 여성과 태아가 잉태된 자궁의 소유주가 같을 때
2. 대리모 임신처럼 유전자를 제공한 여성과 자궁의 소유주가 다를 때
3. 의학이 발달하여 여성의 자궁을 대신할 인공 자궁이 개발되어 태아가 여성의 몸 밖에서도 키워질 때

자궁의 소유주가 태아의 주인이라면 2번의 경우는 태아의 주인이 대리모이고 3번의 경우는 인공 자궁을 관리하는 의사가 태아의 주인이 될 것이다. 유전자 제공자가 태아의 주인이라면 자궁 안이든 자궁 밖이든 유전자 제공자는 태아의 생사를 마음대로 결정해도 될 것이다.

그러나 자궁의 제공자나 유전자의 제공자 모두 태아의 주인이 아니다. 태아의 주인은 오직 태아다. 자궁의 제공자는 태아를 이 세상으로 이끈 안내자일 뿐이다.

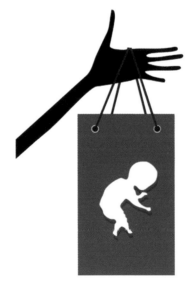

모르고 한 일과 알면서 한 일

니코틴, 작은 바이러스, 일부 약물, 알코올, 중금속 등은 태반을 통과하여 태아에게 영향을 끼칠 수 있다.

1911년 미국 뉴캐슬의 백연 공장에서 일하던 여성들은 납중독으로 고통을 겪는 경우가 많았는데, 임신을 하면 이러한 납중독 질환이 좋아진다는 사실을 경험으로 알고 있었다.

이는 태아가 골격 발육을 위하여 칼슘이 많이 필요한 임신 중기에 모체의 뼈가 녹아 칼슘이 태아에 공급되면서 산모의 뼈에 축적되어 있던 납도 함께 녹아서 태아로 이동하기 때문이다. 이로써 여성 노동자의 몸에서는 태아로 빠져 나간 만큼 납이 줄어들게 되고 대신 납중독으로 인하여 태아는 자궁 안에서 사망했다.

당시 산모들은 그 원인을 알지 못했지만, 만일 태아가 사망한 원인이 자신 때문임을 알았다면 아마 많이 미안해하고 괴로워 했을 것이다. 그러나 지금은 그렇게 희생되는 태아들과는 비교도 할 수 없을 정도로 많은 태아가 낙태로 희생되고 있다.

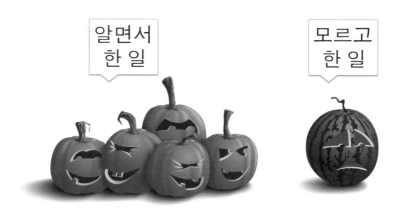

알면서
한 일

모르고
한 일

모든 눈물은 희망이다

평상시 눈을 적시는 눈물이나 매운 것을 만질 때 나는 눈물은 모두 눈을 보호하기 위한 것이다. 반면 슬플 때 나는 눈물은 아직 정확한 이유는 잘 모르지만 여러 스트레스로 생긴 화학물질을 눈물과 함께 몸 밖으로 배출하기 위한 목적이 아닐까 추측하고 있다. 그래서 사람들은 울고 나면 후련해진다.

여하튼 기쁘거나 슬플 때 눈물을 흘린다는 것은 다행스럽게도 감정이 살아 있는 사람이라는 증거다.

산부인과 의사로 여성의 눈물을 보는 경우는 두 가지다. 힘든 진통을 끝내고 막 새로 태어난 자신의 아기를 품에 안게 되었을 때 많은 여성이 눈물을 흘린다. 수술대에 올라 낙태 수술을 기다리는 동안 또는 수술이 끝나고 난 후 많은 여성이 눈물을 흘린다. 낙태를 강력히 원하고 낙태의 필요성에 대하여 당당하기만 하던 여성들도 막상 낙태 수술대에 오르면 감정이 복받치는 모양이다.

출산과 낙태. 두 경우의 그런 눈물을 보면서 아직 희망이 사라지지 않았음을 느낀다.

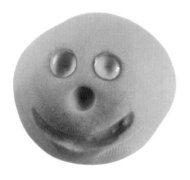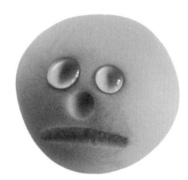

플라세보 효과

의사가 환자에게 가짜 약을 투여하면서 효과적인 약이라고 하면 환자는 의사의 말에 대한 신뢰 때문에 병이 어느 정도 호전되는 경우가 있다. 이런 현상을 플라세보 효과(Placebo, 위약 효과)라고 한다. 그러나 환자가 투여 받은 약이 진짜 약이 아니라 그저 플라세보 효과를 노린 가짜 약이라는 것을 알아차렸을 경우에는 오히려 반대되는 효과가 나타나는데, 이를 노시보(Nocibo) 효과라고 한다.

이 플라세보 효과는 의사와 환자 간의 신뢰가 중요할 뿐 아니라 의사의 말 힌미디기 획지에게 큰 영향을 끼친다는 것을 보어준다. 따라서 전문가인 의사에 의해 한번 주입된 잘못된 정보는 평생토록 건강과 생명에 위험요인이 될 수 있다.

낙태 문제에 있어서도 낙태가 안전한 것이고 별 것이 아니라는 전문가들의 잘못된 정보로 하여 많은 여성과 태아가 희생되고 있다.

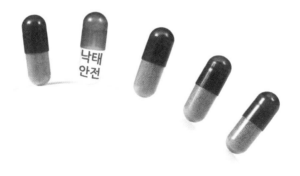

낙태 신드롬

신드롬은 의학적으로 어떤 공통성이 있는 일련의 병적 징후를 총괄적으로 나타내는 단어다. 다른 말로 증후군이라고도 한다.

낙태도 우리나라의 경우 하루 1000건이나 일어나는 상황이니 신드롬이라고 불러도 무방할 정도다. 낙태 신드롬은 낙태로 하여 현재의 괴로운 상황을 벗어날 수 있다고 생각하는 점에서 '리셋 신드롬'과 유사하다.

리셋 신드롬이란 컴퓨터가 말을 듣지 않을 때 리셋 버튼을 누르면 시스템이 다시 살아나는 것처럼 자기 맘에 안 들면 지금까지 벌여 놓은 일이나 인간관계 등을 쉽게 다시 시작하려는 현상이다.

문제는 리셋으로 컴퓨터는 원래의 상태로 돌아가지만 인간관계는 쉽게 다시 회복되지 않는다는 것이다. 마찬가지로 낙태로도 원래의 정신과 육체 상태로 결코 돌아갈 수 없다.

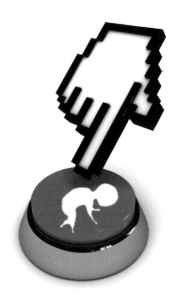

낙태의 여러 가지 방법

1. 약물 낙태

약을 복용하는 방법으로 수술 없이 비교적 간단하게 낙태가 가능하지만 임신 5주 이내의 초기 임신에만 사용이 가능하고 불완전 유산이 되는 경우가 많다.

2. 흡입술

기구를 자궁 안에 삽입하여 흡입해내는 방법으로 임신 6주 이내 정도의 초기 임신에서만 사용이 가능하고 불완전 유산이 되는 경우가 간혹 있다.

3. 소파 수술

날카로운 기구를 이용하여 자궁 내벽에 착상된 태아와 부속물을 긁어내서 제거하는 방법으로 임신 12주 이내의 초기 임신 시 낙태의 가장 일반적인 방법이지만 수술로 인한 자궁 손상이나 유착의 위험이 있다.

4. 태아 파괴술

태아의 신체 부분을 절단하여 제거해내는 방법으로 임신 초기, 중기의 태아 낙태 시 사용하지만 자궁 손상의 위험도 높고 출혈 위험도 높은 편이다.

5. 유도 분만법

진통 촉진제와 자궁 경부 확장 약물을 이용하여 출산하는 것과 동일하게 낙태를 하는 방법으로 중기 임신의 경우 사용한다.

6. 자궁 절개법

제왕절개와 같은 수술법으로 산모에게 가장 해로운 방법이며 위의 방법들이 모두 실패하였을 경우 쓰이는 방법이다.

낙태후 스트레스 증후군(PASS)의 증상과 치료

낙태후 스트레스 증후군(PASS, postabortic stress syndrome)은 낙태후 여성에게 나타나는 여러 증상의 복합체로 시술 이후 3개월 이전에 나타날 수 있는 단기적 증상과 그 이후 나타나는 장기적 증상으로 나누어진다.

단기적 증상은 아래와 같다.

1. 자해, 자살 충동 또는 자살 시도 2. 약물 및 알콜 남용 3. 식욕부진 또는 폭식

4. 성에 대해서 무관심해짐 혹은 난교 5. 우울증 6. 자기애의 상실

7. 업무나 학업 장애 8. 대인관계 기피

이런 낙태후 스트레스 증후군의 치료를 위해선 정신과적 상담과 주변 가족의 관심 그리고 지지 등이 필요하다. 물론 제일 좋은 방법은 낙태를 하지 않는 것이다.

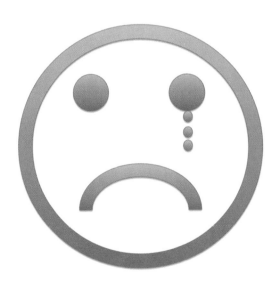

프로라이프의 정리를 풀기 어렵게 하는 몇 가지 난제

수학자 페르마는 그의 마지막 정리를 증명하지 않은 채 후세 학자들의 숙제로 남겨 두었다.

"x+y=z에서 x가 출산, y가 낙태, z가 원치 않는 임신일 때 y가 0이 되는 해법은 반드시 존재한다."

수십 년 전에 위와 같은 프로라이프의 정리(저자가 만든 말이다)가 나왔지만 간단하게 그것을 푸는 해법은 아직 밝혀지지 않아서 많은 나라에서 y는 아직도 상당히 큰 수가 되고 있다.

페르마와 같은 천재가 나타나 쉬우면서도 부작용이 적고 노트 하나에 적을 정도로 간단한 낙태 근절법을 내놓았으면 좋겠다.

그럴 경우 그는 아래와 같은 중간 과정의 난제들을 풀어야 할 것이다.

1. 낙태를 근절하는 것은 불가능하다는 사고방식이 퍼진 점

2. 다수 산부인과 의사들이 낙태 시술로 인한 수입을 포기하지 못하는 점

3. 정부 당국이 낙태 문제 해결에 드는 예산과 사회적 논란을 우려해 수수방관하고 있는 점

4. 여권 운동가들이 낙태권을 여성의 인권이라고 주장하면서 낙태를 옹호하고 있는 점

5. 낙태 문제가 종교적 이념의 문제로 치부되고 있는 점

36.5 - 70 - 25 - 120 / 80

이 수치는 체온-맥박-호흡-혈압을 적은 것으로 바이탈사인(생체활력 징후)이라고 한다. 살아 있는 인간에서 최소한의 생물학적 기능이 정상적으로 작동하고 있는가 하는 것을 보여주는 지표이다.

그러나 태아는 산모의 자궁 안에 있기 때문에 이런 바이탈사인을 확인하기 어려워서 대신 초음파 검사를 통해 발육이나 양수의 양 등 여러 가지 지표를 살펴본다. 가장 확실하게 태아의 건강을 확인할 수 있는 생체 지표는 태아의 심장 박동이다.

임신 6주 내지 7주 정도만 되어도 태아는 심장이 형성되고 심장 박동을 초음파로 확인할 수 있다. 외국에서는 초음파 검사를 통해 태아의 심장 박동을 들려주는 것만으로도 많은 산모가 낙태 결심을 포기한다고 한다.

반면 우리나라에서는 태아의 심장 박동 소리를 듣고도 낙태 결심을 바꾸는 산모가 많지 않다.

그만큼 생명의 신비와 존엄함 그리고 그것이 주는 감동에 둔감하다는 뜻이다. 그러나 쌀알만한 정도로 작은 크기지만 그 안에서 콩닥콩닥 심장이 뛰는 그것이 생명이 아니라면 무엇이겠는가?

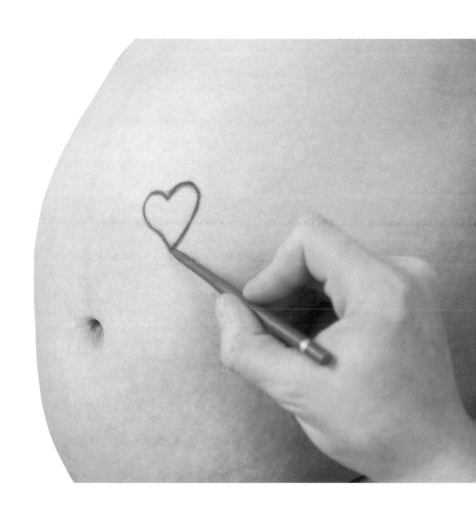

생명의 시작을 언제로 볼지에 대한 다양한 견해

1. 출생의 순간

태아는 출생 이전과 이후에 달라지는 것이 없다. 따라서 출생의 순간을 생명의 시작으로 보는 사람은 많지 않다.

2. 체외 생존이 가능한 시기

미국의 로 대 웨이드 판결에서 택한 기준이다. 그러나 체외 생존 가능성은 의학의 발전, 거주지역과 그 시대의 의료 수준에 따라서 달라진다.

3. 태동의 시작

과학적 지식이 없던 19세기의 보편적 생각이었다. 그러나 현재 의학의 발달로 태아에 대하여 좀 더 자세히 알게 되면서 태동을 생명의 시작으로 보는 사람은 많지 않다.

4. 잉태의 순간

히포크라테스 선서에도 나오는 것으로 태아가 임산모의 자궁에 착상되는 순간부터를 생명으로 보는 견해이다. 태아가 자궁에 착상되기 전에는 70%의 수정란이 자연유산 되는 점을 감안할 때 현재까지 가장 무난한 시점이다.

5. 수정의 순간

수정란이 자궁에 착상되기까지는 약 1주일 정도의 기간이 걸린다. 이 시기를 기준으로 할 경우에는 각종 수정란 조작이나 시험관 임신도 금지의 대상이 된다.

낙태 근절은 종교인만의 책임이 아니다

낙태 근절 운동이 종교인이나 하는 고루한 운동이라고 생각하는 이들이 있다.

물론 낙태나 안락사 반대 등 생명존중 문제에 있어 종교인이 큰 목소리를 내고 중요한 역할을 해온 것도 사실이다. 그러나 낙태를 줄이고 궁극적으로는 없애자고 하는 것이 그저 종교인만의 일이라고 생각하는 사람들이 대부분이라면 정말 걱정스럽기 그지없다.

이는 법을 잘 지켜야 하는 의무가 법을 만드는 국회의원과 법을 집행하는 사법 당국자에게만 있다고 믿거나, 가르치고 배우는 것이 교사와 학생만의 일이라고 생각하는 것과 마찬가지로 위험한 발상이다.

종교적 이유에서든, 약자를 보호해야 하는 인권의식에서든 혹은 의학적인 이유에서든 생명은 그 어떤 명분에 의해서나 지키면 지킬수록 좋은 것이다.

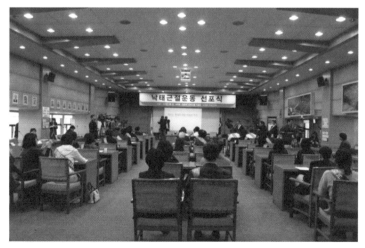

낙태 근절 운동 선포식

낙태 문제의 해답은 예방

　원치 않는 임신을 한 여성에게 출산은 쉽지 않은 일이다. 미혼모에 대한 사회의 편견을 극복하는 것도, 양육에 따르는 경제적 어려움을 감수하는 것도 개인에게는 매우 벅찬 것이 사실이다. 그러나 낙태라는 것도 흔히 생각하는 것처럼 임신 전의 상태로 완전히 복귀하는 방법은 아니다. 출산보다 더 심각하게 정신적, 육체적 후유증을 평생에 걸쳐 남길 수 있다. 따라서 원치 않는 임신으로 초래되는 낙태라는 문제에 대해 가장 올바른 해답은 예방이다.

　임신을 원치 않을 때는 남녀 모두 책임을 바탕으로 한 건전한 성관계를 가져야 한다. 적절한 피임도 꼭 필요하다. 또 국가는 어떤 임신도 원치 않는 것이 되지 않도록 사회적 편견을 없애고 경제적 어려움을 덜어주는 기반을 마련해야 한다.

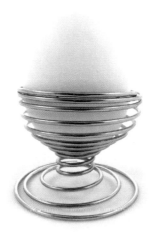

낙태하지 않는 병원에서 출산하자

　현재 1800여 곳의 국내 산부인과 병의원 중 80% 이상이 낙태 시술을 하고 있다. 분만하는 산부인과는 40%에 불과하다. 산부인과 의사들이 분만을 기피하면서도 낙태 시술을 선호하는 의료 환경에 처해 있는 사회, 출산할 병의원을 찾기는 어렵지만 낙태할 병의원을 찾는 것은 쉬운 사회는 분명 정상적인 사회가 아니다. 하물며 분만하는 병의원에서조차 낙태 시술이 광범위하게 이루어지고 있다는 것은 매우 부끄러운 일이다.

　분만 병의원에서조차 낙태 시술이 널리 이루어지고 있는 것은 출산의 소중한 기쁨을 맛보아야 하는 산모를 위해서도, 숭고한 출산의 현장을 지켜야 하는 의사를 위해서도 바람직하지 않다. 그리고 무엇보다 아기들이 수없이 죽어나간 수술대 위에서 자신이 태어났다는 것을 알면 어느 누구도 반갑지 않을 것이다.

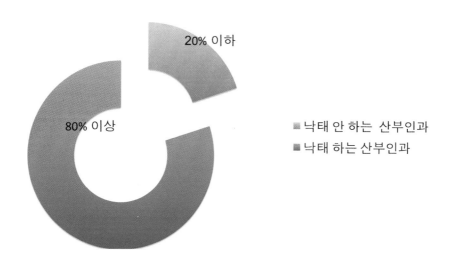

낙태 안 하는 산부인과
낙태 하는 산부인과

낙태를 금지하는 법적 억지력이 필요한 이유

대한산부인과의사회에서 2010년에 여성을 대상으로 실시한 설문조사에 따르면 낙태를 줄이기 위한 근본적인 해결책을 묻는 질문(복수응답)에 아래 그래프와 같은 결과가 나왔다고 한다.

물론 이것들은 낙태를 줄이기 위해 다 필요한 일이다. 문제는 왜 지금까지 수십 년간이나 시행하지 못했느냐는 것이다. 1번 항목부터 3번 항목에 이르는 정책 사항들이 시행되도록 여론이 형성되기 전에 모두가 쉽게 낙태를 선택하였기 때문이다. 타율적이든 자율적이든 낙태가 억제돼야 그런 정책을 요구하는 목소리도 나오기 마련이다.

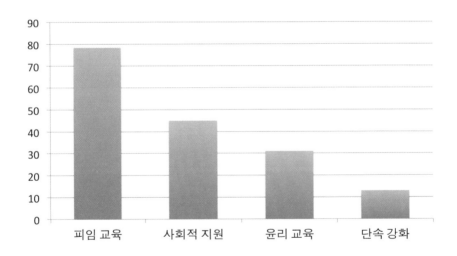

낙태 근절 방법

(출처: 대한산부인과의사회, 2009년 12월 7일부터 2010년 1월 6일까지 한 달간 웹사이트 방문 여성 1293명을 대상으로 실시한 온라인 설문조사)

여성들에게 유리한 게임 룰을 만들자

축구선수가 야구선수와 야구경기를 벌이면 질 것이 뻔하다. 그렇다면 축구선수가 경기에서 이길 수 있는 방법은 무엇일까? 야구를 하는 것이 아니라 축구를 하거나, 아니면 공평하게 실력을 겨룰 수 있도록 축구와 야구 이외의 경기를 하는 것이다.

임신과 출산이라는 것도 여성만이 할 수 있는 일이다. 남성들이 만들어 놓은 경기 룰(임신과 출산이 마이너스가 되는 구조)에서는 임신과 출산을 할 수밖에 없는 여성은 절대 유리한 경기를 할 수가 없다.

그렇다면 여성을 위해서는 어떤 방법이 바람직한 것인가? 일부 여성 운동가들의 주장대로 남성도 아니고 여성도 아닌 존재로 사는 것도 있겠지만 가장 좋은 방법은 임신과 출산이 플러스가 되는 사회를 만드는 것이다.

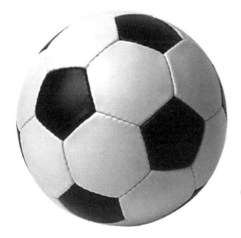
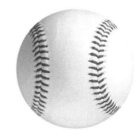

OR

낙태가 발생하는 것을 막을 수 있는 개입 지점

1. 성관계를 하지 않도록 하는 것

인간은 기본적 성 욕구가 있기 때문에 매우 어려운 방법이다.

2. 임신이 가능한 상태가 되지 않도록 하는 것

피임과 같은 것이며 아직 100% 확실한 방법이 없고 다소간의 부작용이 있을 수 있지만 비용 대비 효과 측면에서 가장 손쉬운 방법이다.

3. 임신을 원치 않는 상황이 안 되게 만드는 것

불륜이나 강간, 어린 청소년의 임신을 제외한다면 사회 경제적 이유에 의한 임신 불원은 개선의 여지가 있으며 비용이 어느 정도 들지만 두 번째로 쉬운 방법이다.

4. 낙태 결심을 바꾸게 하는 것

낙태는 상당한 정도의 절박성에 의해 선택되는 방법이다. 따라서 그러한 결심을 바꾸기 위해 들여야 하는 사회적 노력은 매우 커질 수밖에 없다. 성관계를 피하는 방법 다음으로 어렵다.

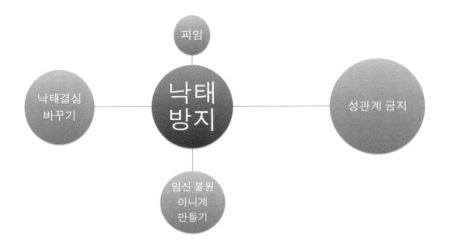

저출산 대책으로서 낙태 금지를 이용하면 안 되는 이유

출산율과 낙태율은 낙태 이외의 다른 출산 억제 수단이 없고 성관계 횟수가 고정적인 경우라면 서로 반비례 관계를 가질 것이다. 그러나 현실에서는 그렇지 않기 때문에 둘 사이에는 엄밀한 반비례 관계가 성립하지 않는다. 따라서 출산율이 높아진다고 해서 반드시 낙태율이 낮아지는 것은 아니며, 마찬가지로 낙태율이 낮아진다고 해서 반드시 출산율이 높아지는 것도 아니다.

성관계 횟수나 피임 등 제반 여건에 대하여 국가가 통제할 수 없는 현실에서는 낙태 금지로 인해 낙태율이 낮아지더라도 대폭적인 출산율 증가로 이어지기보다는 성관계를 피하거나 적극적으로 피임을 하게 될 것이다. 이런 이유와 함께 여성의 재생산권을 인구정책의 수단으로 삼으면 안 되는 이유도 있기 때문에 낙태 문제의 해결과 저출산 문제의 해결을 연계하면 안 된다.

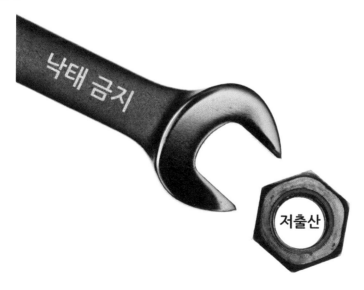

우리나라는 세계 1위

1. 우리나라 최근 10년간 연 평균 자살 증가율은 OECD 국가 중 1위

2. 우리나라 신생아 출산율은 가임 여성 1인당 1.17명으로 OECD 국가 중 밑에서 1위

3. 우리나라 인구 성형수술률은 17%로 세계 1위

4. 우리나라 산모 제왕절개율은 39.6%로 세계 1위

5. 우리나라 여성 흡연자 1일 흡연량은 24.8개피로 세계 1위

6. 우리나라 전업 주부율은 58%로 세계 1위

7. 우리나라 낙태율은 가임 여성 1000명당 29.8명으로 OECD 국가 중 1위

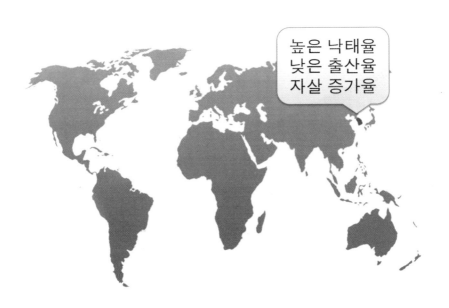

높은 낙태율
낮은 출산율
자살 증가율

낙태는 죽음의 사슬

이제는 우리들의 노력으로 낙태라는 죽음의 사슬을 끊어야 한다.

우리가 끊어야 우리의 딸 아들이 같은 고통에 시달리지 않는다.

지금 끊지 못하면서 나중에 저절로 끊어지기를 바라면 안 된다.

왜냐하면 이 사슬은 수도 없이 많은 구실들이 덧붙여지면서 시간이 갈수록 더 단단해지기 때문이다. 그리고 그 사슬은 우리의 희망, 미래, 행복이라는 이름의 목을 조이는 올가미이기 때문이다.

이제 사슬을 끊고 절망보다 희망을, 돈보다 인권을, 비극보다 행복을, 차별보다 평등을, 현재보다 미래를 위해 노력하자.

그리하여 모두 함께 사는 세상으로 가야 한다.

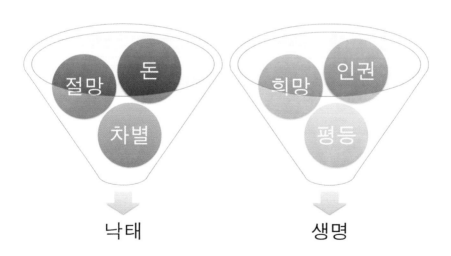

낙태 근절 운동의 딜레마

 따로 분리 수감된 두 사람의 피의자가 있다. 둘 다 범행을 자백하지 않으면 똑같이 1년, 한쪽이 자백하고 다른 쪽이 자백하지 않으면 자백한 피의자는 석방되고 자백하지 않은 피의자는 10년, 둘 다 자백하면 다같이 5년을 복역하게 된다고 가정한다.

 둘 다 자백하지 않는 것이 가장 이득이지만 최악의 사태를 피하기 위해 결국은 둘 다 자백하게 되는데, 이런 현상을 '죄수의 딜레마'라고 한다.

 낙태 시술을 하지 않는 의사에게는 낙태를 원하는 산모가 찾아오지 않기 때문에 낙태 위기 산모를 구할 기회가 없어진다. 반면 낙태 반대가 소신이라도 낙태 시술을 한다면 낙태를 위해 찾아온 산모 중 일부는 설득해서 낙태로부터 구할 수 있다. 즉 낙태 근절 운동에 적극적으로 참여함으로써 오히려 구할 수 있었던 낙태 산모를 구하지 못한다는 반대의 결과가 나온다는 이야기다.

 죄수의 딜레마도 그렇고 낙태 근절 운동의 딜레마도 그렇고 모든 사람이 행동을 함께 한다면 전체를 위해 최선의 결과를 가져올 수 있다.

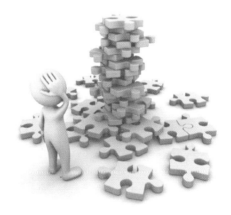

두려움을 요리하는 3가지 도구

사람들은 문란한 여자라는 의미를 담아 미혼모라는 주홍글씨를 당신 등에 붙일 것이다. 경제적으로 아이를 키울 형편이 안 되는 데도 불구하고 아이를 낳는 당신을 무책임한 사람이라고 할 것이다.

장애를 가진 아이임에도 출산한 당신을 자신의 인생을 자식을 위해 저당 잡힌 바보라고 할 것이다.

이처럼 출산으로 인해서 당신이 앞으로 마주쳐야 할 사회 경제적 어려움은 적지 않겠지만 두려워할 필요는 없다. 당신은 이미 좋은 도구를 가졌기 때문이다. 그 도구가 무엇인지는 미국의 희망 전도사 오프라 윈프리의 말속에 들어 있다.

"두려움을 가지고 있지 않은 사람은 없습니다. 하지만 진짜 두려움은 우리가 그 두려움에 너무 큰 비중을 두었을 때 생겨납니다. 분명한 건 두려움이 우리 삶을 지배해서는 안 된다는 것입니다. 그리고 두려움을 치료해줄 수 있는 유일한 길이 있다면 그것은 자신에 대한 신뢰와 용기입니다."

신뢰와 용기에 더하여 당신은 사랑이라는 아주 좋은 도구도 가지고 있다.

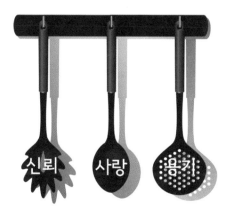

사랑의 힘이 없으면 이성의 힘으로

과학은 인간의 생명이 수정 순간에 시작된다는 것을 보여주지만 우리가 언제부터 태아를 지켜주어야 할지에 대하여는 논란이 분분하다. 그것이 언제부터이든 태아에 대한 사랑만 있다면 누가 강요하지 않아도 스스로 지키려고 할 것이다.

그러면 과연 언제부터 태아에 대한 사랑이 생기는 것일까?

입덧으로 또는 소변 임신 검사로 태아의 존재를 알자마자 사랑이 싹트는 사람도 있을 것이고 태아의 심장 박동 소리를 듣고 나서 사랑이 싹트는 사람도 있을 것이다.

어쩌면 태어난 아기의 얼굴을 보고 나서야 또는 아기가 옹알이를 하면서 그 사랑이 싹트는 사람도 있을 것이다. 그렇게 사랑이 싹터야만 지킬 수 있다면 우리는 태아 뿐 아니라 많은 것을 잃을 것이다. 그래서 사랑이 없더라도 잃지 말아야 할 것들을 지키기 위하여 필요한 것이 이성에 의한 힘이다.

그리고 조만간 이성의 힘이 필요 없이 사랑의 힘이 그것을 대신하게 될 것이다.

공감대가 있는 부분부터 해결하자

낙태 문제에 대하여 사회 구성원 간에 첨예한 의견 대립이 있지만 다음 두 가지에서는 공감대가 있다고 생각한다.

첫째는 아직 임신하지 않은 여성이 낙태의 위험에 빠지지 않도록 미리 예방하는 것이다. 이를 위해 효율적인 피임 교육과 제대로 된 성윤리 교육이 필요하다.

둘째는 아무리 낙태가 필요악이라 하더라도 분만을 하는 산부인과에서만큼은 낙태 수술이 이루어져서는 안 된다는 점이다. 이를 위해 의사들의 반성과 임산모들의 성원이 있어야 힐 것이다.

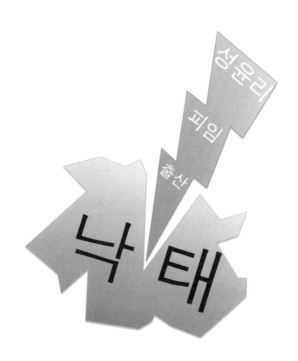

루마니아의 낙태금지 사례에서 배울 점

해마다 늘어나는 암환자를 줄이기 위해 정부는 예방과 조기 검진에 막대한 예산을 투입하고 있다. 이렇게 암환자가 늘어난 것은 여러 발암물질에 대한 노출 증가 때문이다. 여기에 인구수가 늘어난 점도 한몫 했을 것이다.

그렇다고 해서 어느 누구도 암환자를 줄이기 위해 출생아를 줄이자고 하지는 않는다.

1966년 루마니아 대통령 차우세스쿠는 인구를 늘리기 위해 낙태를 전면 금지시키고 모든 여성은 최소한 4명의 자녀를 낳도록 강요했다. 하지만 그 후 많은 고아와 비행 청소년이 생겨나면서 그의 낙태 금지 정책은 실패로 끝났다.

이후 이 사례는 낙태 찬성론자들이 낙태 금지의 위험성을 말할 때 자주 드는 대표적인 사례가 되었다.

그러나 그가 잘못한 것은 인구를 늘리는 수단으로 낙태 금지를 택했다는 사실과 출산되는 아이들에 대해 양질의 교육을 하지 않았다는 점이지 낙태 금지 자체가 아니다.

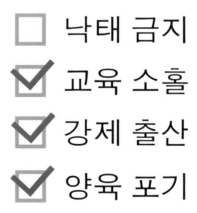

□ 낙태 금지
☑ 교육 소홀
☑ 강제 출산
☑ 양육 포기

낙태하기 전 반드시 생각해보아야 할 체크리스트

1. 낙태를 함으로써 나는 무엇을 얻고 무엇을 잃는가?

2. 낙태 외에 다른 선택의 여지는 전혀 없는가?

3. 낙태를 하지 않기 위해 충분히 노력했는가?

4. 어떤 조건이 갖추어지면 낙태를 하지 않을 수 있다고 생각하는가? 그리고 그 조건을 갖추는 것은 지금이든 차후든 전혀 불가능한가?

5. 낙태로 초래될 육체적, 정신적 위험과 후유증은 숙지하고 있는가?

6. 낙태를 고민하다가 출산한 산모의 이야기나 낙태후유증으로 고생한 여성의 사례를 들어본 직이 있는가?

7. 낙태의 위험성을 경고하는 의사의 조언은 들어본 적이 있는가?

8. 낙태에 대하여 배우자나 가족(부모)에게는 알렸는가? 그리고 그들은 어떻게 생각하는가?

9. 낙태후 반복해서 낙태하지 않기 위해 내가 할 수 있는 것은 무엇인가?

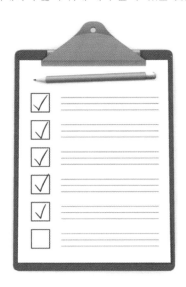

프로크루스테스의 침대와 사회 인프라

그리스 신화에 보면 프로크루스테스의 침대라는 이야기가 나온다.

프로크루스테스는 지나가는 나그네들을 자신의 집에 초대하여 배불리 먹이고 난 후 나그네가 잠을 청하기 위해 침대에 누울 때 나그네가 침대보다 작으면 늘여서 죽이고 침대보다 크면 몸의 일부를 잘라서 죽였다고 한다.

이 이야기가 주는 교훈은 무엇일까? 융통성의 가치나 아집의 폐단 등 여러 가지가 있겠지만 그 중 하나는 바꿀 수 있는 것과 바꿀 수 없는 것을 혼동하면 안 된다는 점일 것이다.

원치 않는 임신이라는 문제에 있어서 법이나 윤리를 떠나서 그저 가능한 것으로만 따지면 우리가 할 수 있는 것은 두 가지이다. 하나는 태아를 없애는 것이고 다른 하나는 사회 제도와 정책과 사람의 인식을 바꾸는 일이다.

둘 중 어느 것이 바꿀 수 없는(혹은 바꾸어서는 안 되는) 것인가? 태아의 생명인가 아니면 사회 인프라인가?

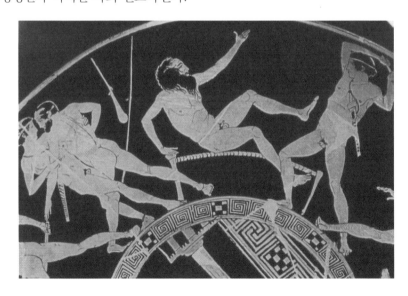

사고와 정책이라는 이름의 방향전환 밸브

역학에 방향전환 밸브라는 것이 있다. 이 밸브는 양쪽 파이프 중 어느 쪽으로 유체가 전부 또는 더 많이 흐르도록 하거나 반대로 덜 흐르도록 조절하는 것이 목적이다. 한쪽이 많이 열리면 그쪽으로 열린 만큼 유체가 더 흐르고 반대쪽으로 가는 유체는 적어진다.

낙태 문제도 마찬가지이다. 현재 낙태로 가는 파이프 쪽으로는 밸브가 넓게 열려 있고 출산으로 가는 파이프 쪽으로는 밸브의 틈새가 좁은 상태다. 낙태라는 파이프 쪽으로 열린 밸브의 비중만큼 원치 않는 임신이라는 유체는 그쪽으로 흐른다.

밸브가 그대로 있는데 낙태라는 파이프로 흐르는 많은 유체가 저절로 출산 쪽의 파이프로 흐르지는 않는다. 낙태 쪽으로 많이 흐르기를 바라면 현재대로 두면 되는 것이지만 출산 쪽으로 많이 흐르기를 바라면 밸브의 방향을 바꾸어야 한다.

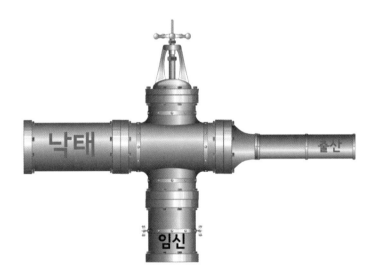

기형아와 낙태

통계에 의하면 기혼 여성의 낙태 사유 중 태아 이상으로 인한 것이 전체 낙태의 4.6%를 차지했다고 한다. 그런데 약물을 복용했다든가 스트레스를 받았다거나 술 담배를 했다는 사실만으로 막연하게 태아에게 이상이 올까 걱정해서 낙태를 하는 사람은 이 수치보다도 훨씬 많다.

그러나 설사 기형이 있다고 해도 낙태하는 것에 대하여는 신중히 생각해야 할 부분이 있다.

첫째는 모든 태아 기형이 불치병은 아니라는 것이다.

둘째는 삶이란 그 길이나 장애 여부와 관계없이 모두 소중하다는 것이다.

장애와 관계없이 모든 인간의 삶은 가치 있는 것이며 우리는 그들을 돕고 살리는 데 최선의 노력을 다할 의무가 있다.

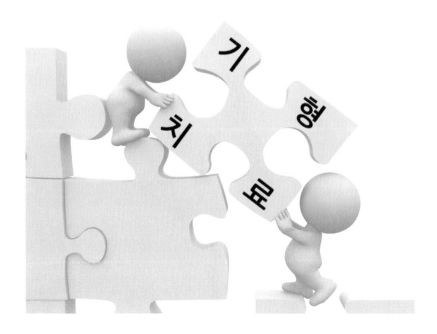

피임과 낙태의 상관관계

　피임과 낙태는 성을 쾌락의 도구로 보는 같은 인식에서 출발했다고 보는 시각이 있다. 따라서 낙태 문제를 피임 강화로 해결할 수 없다고 생각하는 사람도 있다.

　그렇기 때문에 낙태를 근절하기 위해서 가장 좋은 방법은 성을 쾌락의 도구로 보는 시각을 바꾸자고 한다. 그래서 낙태든 피임이든 해가면서 즐긴다고 하는 인식의 변화를 꾀하자는 것이다.

　다만 차선책으로 의료인들은 불가피한 경우의 성관계 시 피임이라도 하는 것을 권하고 있다.

　임신율=출산율+낙태율이라고 하면 피임 실천율이 높다고 반드시 임신율이 낮은 것은 아니지만 대체로는 낮은 경우가 많고 피임 실천율이 낮은 국가는 대체로 임신율이 높은 편이다.

　따라서 낙태를 예방하기 위한 방법으로는 건전한 성윤리의 회복이 1차 방어선이지만 그 방어선이 무너졌을 경우에는 2차 방어선으로 피임이라도 적극 하는 것이 나은 방법이다.

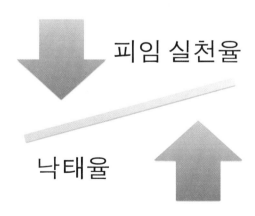

피임 실천율

낙태율

불륜에 의한 임신과 낙태

한때 "약은 약사에게 진료는 의사에게"라는 구호가 성행하던 때가 있었다. 마찬가지로 낙태 문제에 있어서도 "사회적 문제는 사회적 방법으로, 경제적 문제는 경제적 방법으로"라는 구호를 외치고 싶다.

불륜이나 강간에 의해서 임신된 태아들이 있다. 그러나 그 모두를 낙태라고 하는 의학적 방법으로 해결하는 것은 옳지 않은 것이다.

불륜이나 강간에 의하여 아기들이 태어나는 것이 바람직하지 않다면 불륜이나 강간이 발생하지 않도록 노력하는 것이 옳다.

그런 노력에도 불구하고 임신된 태아들에 대해 산모가 출산을 원치 않는다면 낙태할 것이 아니라 국가가 나서서 출산과 양육을 책임져야 한다. 왜냐하면 태아는 아무런 잘못이 없기 때문이다. 죄를 진 부모를 대신하여 죄 없는 태아가 그 벌을 받는다는 것은 공정하지 못한 일이다.

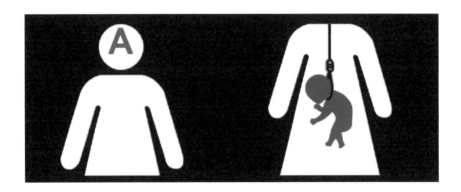

태아 기형의 예방을 위하여

사전에 태아 기형이 발생하지 않도록 예방하는 것은 태아를 위해서도 그리고 낙태를 예방하는 차원에서도 반드시 필요하다.

그리고 아직 태아 기형의 40~60%는 원인이 알려지지 않았다. 밝혀진 원인 중에는 유전자 이상에 의한 것이 많지만 임신 전에 또는 임신 중에 주의함으로써 예방할 수 있는 기형도 적지 않다.

임신 3개월 전후의 엽산 복용은 척추갈림증과 같은 신경관결함의 발생 가능성을 낮출 수 있고 충분한 요오드 식품 섭취는 정신지체와 뼈기형을 예방할 수 있다.

당뇨나 임신당뇨의 경우에는 철저한 당 조절이 중요하며 임신 중 고열 또한 태아 기형의 원인이 되므로 적절한 해열제의 사용이 필요하다.

술과 담배를 포함하여 임신 중 약물 사용 시에는 반드시 전문가의 조언을 구해야 한다.

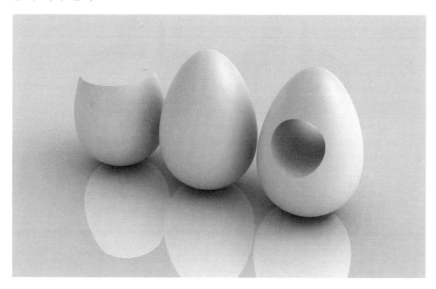

남성 피임 - 콘돔 사용에 대하여

콘돔은 1840년 고무가 만들어지면서 지금의 형태로 발전하였지만 그보다 훨씬 오래 전부터 정자의 자궁 진입을 차단하는 다양한 방식이 사용되었다.

콘돔은 에이즈 같은 성병의 예방은 물론 피임에도 효과를 볼 수 있지만 피임 효과에 대하여는 실패율이 보통 15% 전후로 알려져 있다. 일각에서는 실패율이 30%에까지 이른다고 주장한다. 따라서 주의해서 사용하지 않으면 안 된다.

특히 성관계 도중에 콘돔을 착용하는 것은 사정 전에도 소량의 정자가 나올 수 있고 상당한 자제력도 필요해 권장되지 않는 방법이다. 또한 외국에서는 40년 이상 학교에서 콘돔 피임법에 대해 교육했으나 큰 성과를 보지 못했다는 보고도 있다. 콘돔이 효과적인 피임법인지는 조금 더 고민해봐야 한다.

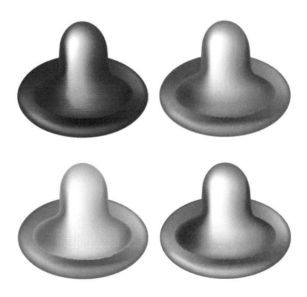

정보의 제공과 장애에 대한 지원은 누가 할 것인가?

기혼 여성이 낙태하는 이유 중에는 임신 중 약물 복용이 12.6%, 태아의 건강 문제가 3.7%였다. 16.3%의 기혼 여성이 태아와 관련한 장애의 우려 때문에 낙태 시술을 받는다.

이는 더 이상 자녀를 원치 않는 것과 경제적 어려움 다음으로 많은 이유이다. 경제적 어려움에 의한 낙태를 막는 것은 막대한 예산이나 인식의 전환이 필요해 쉽지 않은 일이다. 하지만 올바른 정보 제공만으로도 태아에 대한 장애의 우려에서 손쉽게 벗어날 수 있다.

의사와 정부가 올바른 정보 제공에 힘을 쏟고 장애나 기형이 치료아 재활에 지속적인 투자를 한다면 상황은 많이 개선될 수 있다. 그래서 낙태 문제에서는 임산모와 의사 못지않게 정부의 책임이 강조된다.

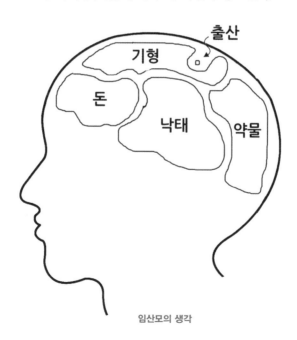

임산모의 생각

낙태 문제의 해결을 위한 첫 단추

낙태 문제의 해결은 크게 5가지 분야로 나눠 접근할 수 있다.

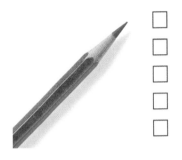

1. 생명윤리의 회복
2. 성윤리, 성교육, 피임교육의 강화
3. 미혼모나 장애 아기 임산모에 대한 사회적 편견 불식과 정부의 지원
4. 기혼모를 위한 출산과 양육 환경의 개선
5. 법적 억지력의 강화

위의 각 항목은 동시에 진행될 필요가 있지만 가장 중요한 것은 일반인의 생명윤리를 고양하는 일이다.

그러나 5개의 항목 중 어디에 우선순위를 두느냐 하는 문제에 있어서는 '선택과 집중'의 효과를 먼저 고려해봐야 한다. 예산이나 인적 자원은 무한정한 것이 아니기 때문이다.

우선 낙태가 발생하는 진짜 이유가 무엇인지 정확히 파악할 필요가 있다. 이어서 파악된 낙태 원인을 해결하는 데 필요한 소요 자원 규모를 알아야 한다. 또 해결책이 시행될 경우 초래될 가능성이 있는 부작용을 예측해본 후 가장 부작용이 적으면서도 효과적인 방법을 찾아야 한다.

낙태 문제는 종교인만의 숙제인가?

낙태의 허용 범위나 낙태에 대한 시각은 각 나라의 문화와 종교적 성향 등에 따라 다르다. 물론 대부분 종교에서는 태아를 하나의 생명으로 존중해야 한다고 주장한다. 하지만 그것은 그 종교의 교리이기 이전에 인류의 보편적 가치다.

우리나라에서도 오랜 전부터 낙태 반대 운동이 있었지만 주로 종교인들(특히 가톨릭과 기독교를 믿는 종교인)이 주도하는 점 때문에 종교적 신념인 것처럼 오해하는 사람들이 많다. 그러나 생명의 문제는 종교인 뿐 아니라 모든 인간이 관심을 가져야 하는 문제다. 태아의 생명도 예외가 아니다.

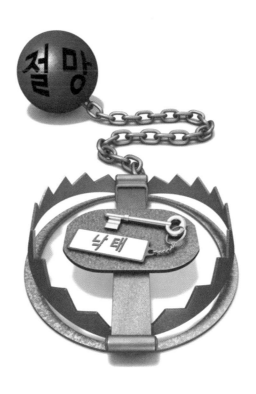

낙태라는 이름의 화살에 맞았다. 무엇을 해야 하는가?

석가모니는 인간은 마치 몸에 화살이 박힌 사람과 같이 고통스럽고 급박한 상황에 처해 있다고 설파했다.

하지만 사람들은 응급처치를 하기는 커녕 자기에게 날아온 화살의 실체를 파악하는 데만 급급해서 화살을 만든 사람이 누구이고 왜 화살을 쐈는지 등에만 관심을 가진다. 빨리 화살을 제거하고 응급조치를 취하지 않으면 죽을 수도 있는데도 말이다.

우리나라를 포함한 많은 나라에서 낙태 문제는 이와 비슷한 상황에 놓여 있다. 낙태를 한 사람의 고통을 위무하고 빨리 회복되도록 돕고 다른 사람이 낙태라는 이름의 화살에 맞지 않도록 조치할 생각을 하지 않는다.

우리가 가장 먼저 해야 할 일은 화살에 맞은 사람을 치료하는 것이다. 이와 함께 다른 사람이 화살에 맞지 않게 안전한 곳에 피하도록 돕는 것이다.

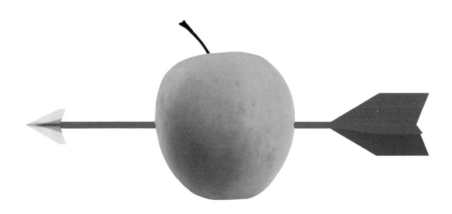

태어나지 않은 아이를 위한 나라는 없다

사회 경제적으로 어려운 상황에서 아기를 낳으면 국가가 책임져 줄 것이냐고 항의하시는 분들이 종종 있다. 그렇게 말하기 전에 일단 낳고 나서 사회와 국가의 책임을 물으라고 말하고 싶다.

산사람도 챙기기 쉽지 않은 마당에 아직 태어나지도 않은 아이들을 위해서 알아서 배려하고 투자하는 나라는 없다. 사회 인프라가 먼저 갖추어지면 낙태하지 않고 출산하겠다는 낙태 옹호론자들의 주장도 그래서 허황하다.

사회 인프라를 바꿀 수 있는 사람은 국가가 출산해 달라고 하는데도 낙태하는 부모나 나태되어 말이 없는 태아가 아니라 어려운 사정인에도 불구하고 태어나서 당당히 요구하는 아이들과 그 부모들이다.

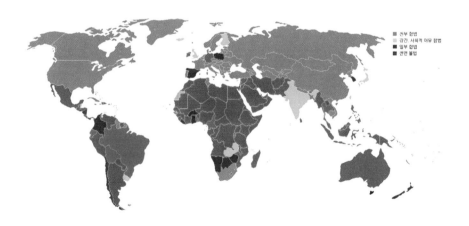

기형 태아와 장애인

　얼마 전 한국여성정책연구원에서 낸 통계를 보면 '사회적 약자 중 어느 그룹에 가장 우선적으로 지원을 해야 하는가' 라는 질문에 '장애인에 대한 지원' 이 1위를 차지했다. 태어난 장애인은 우선적으로 지원해야 한다면서 장애와 기형이 있는 태아를 위해서는 그저 낙태 밖에 없다고 한다면 이는 너무 이중적인 사고이다.

　여하튼 우리 사회의 지원 중 장애인에 대한 지원이 가장 필요하다면 그들에게 있어 가장 필요한 지원은 무엇일까? 장애인에게는 지팡이도 필요하지만 더 필요한 것은 지팡이를 짚은 사람도 다른 사람과 하등 다를 바 없다는 사회의 인식이다.

　장애나 기형을 가진 태아에게 가장 절실하게 필요한 것 그리고 가장 먼저 필요한 것 역시 그들을 평등한 한 인간으로 존중해주는 것이다.

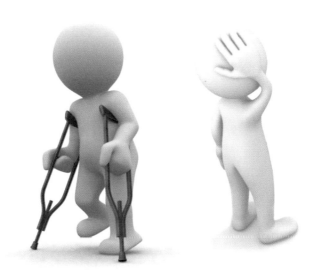

완벽에의 추구

　전체 수정된 태아 중 70%는 출산까지 가지 못하고 자연적으로 유산된다. 그런데 그 중 적지 않은 수의 태아는 중증 기형아이다. 따라서 태어한 아기들은 소수의 중증 장애아들을 제외하면 대부분 장애 정도가 출산 후 교정이 가능할 만큼 경미하거나 그대로 살아도 생명에 지장이 없는 정도다.

　그럼에도 정서적인 편견 때문에 그런 태아들도 거의 다 낙태가 된다. 손가락이 하나 없어 완벽하지 못하다고 태어날 기회를 빼앗는다면 우리 자신은 과연 완벽한지 되돌아볼 필요가 있다.

　어떤 인간도 완벽하지 않나. 그래서 우리가 실면시 가져야 힐 깃은 원벽에의 추구가 아니라 불완전한 가운데에서도 최선을 다하는 자세다. 물론 비록 소소한 것이라도 기형을 가지고 태어난 아기는 살면서 그것 때문에 시련을 겪을지 모른다.

　그러나 자신의 부모가 기형에도 불구하고 출산했다는 것을 안다면 아마도 더욱 힘을 내 살아갈 것이다. 왜냐하면 자신의 가치가 태어나기 이전부터 얼마나 소중하게 여겨졌는지 알기 때문이다.

심장 기형을 가진 태아를 출산한 어느 산모의 사례

　전에 복합 심장 기형을 가진 아기를 출산한 산모를 만난 적이 있다. 요즘은 산전 초음파 진단 기술이 발달하여 그런 중증 기형은 거의 대부분 산전에 진단된다. 그런데 다행인지 불행인지 그 산모의 태아는 그런 기형이 산전에 진단되지 않고 이 세상에 태어났다.

　그러나 놀라운 것은 다음과 같은 그 산모의 말이었다. "산부인과에서 자신의 아기에게 기형이 있다는 것이 진단되지 않아 결과적으로 소중한 아기를 잃지 않게 된 것이 얼마나 다행인지 모르겠다."

　이어서 그 산모는 "만일 출산 전에 그런 중증 심장 기형이 있었다는 것을 알았다면 아마 많은 고민을 했을 것이고 어쩌면 낙태를 했을지도 모른다"고 덧붙였다. 그 아이는 몇 차례의 수술을 거쳐 지금은 아무 문제없이 건강하게 잘 크고 있다.

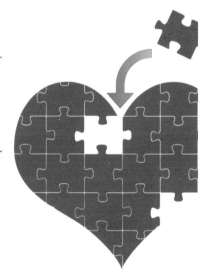

출생아 심장이상 중
95%
는 완치가 가능하다

낙태에 대한 수용성 차이

성인남자와 성인여자, 남자아이와 여자아이 등 네 그룹에게 생전 처음 보는 음식을 주고 누가 먼저 먹는지 살펴보는 실험이 행해진 적이 있다.

여자아이가 제일 먼저 음식을 먹었고 다음으로 남사아이, 성인여자, 성인남자의 순으로 음식을 먹었다. 새로운 것을 접할 때 성별로는 여자가, 나이는 더 어릴수록 수용적인 태도를 취하는 것으로 나타났다.

일부 학자들은 이런 현상에 대해 종족 유지에 큰 책임을 느끼는 성인 남자가 가장 나중에 새로운 것을 받아들이는 것으로 추측하고 있다.

낙태에 있어서도 마찬가지 자원에서 나이가 든 성인남사 그룹이 반대하는 성향이 제일 높다. 물론 남자보다는 여자가, 나이가 든 사람보다는 어린 사람이 낙태에 대해 더 포용적 태도를 지니고 있는 것도 이와 무관치 않다.

위험한 음식은 안 먹는 게 상책이다.

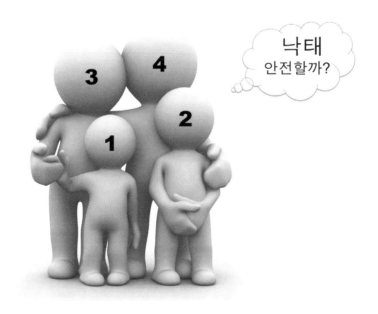

모두의 행복을 추구하며

우리나라 헌법 제10조에는 '모든 국민은 인간으로서의 존엄과 가치를 가지며, 행복을 추구할 권리를 가진다' 라는 내용이 담겨 있다.

많은 여성이 낙태가 최선은 아닐지라도 출산이라는 최악의 상황을 피하기 위한 차선책 정도는 된다고 생각하는 것 같다. 그러나 그것은 태아에게는 최악이다. 물론 태아에게는 최선인 출산이 어떤 여성에게는 최선이 아닐 수도 있다.

낙태를 하면서도 태아에게 최선이 되게 하는 것은 불가능하다. 하지만 낙태를 원하는 여성에게 출산이 최선이 되게 만드는 것은 비록 어렵겠지만 전혀 불가능하지는 않다. 따라서 우리는 비록 그 과정에서 차선이나 차악을 피치 못하게 받아들일 수도 있겠지만 궁극적으로는 최선인 모두의 행복을 추구하기 위해 낙태보다 출산을 선택하는 세상을 만들어야 한다.

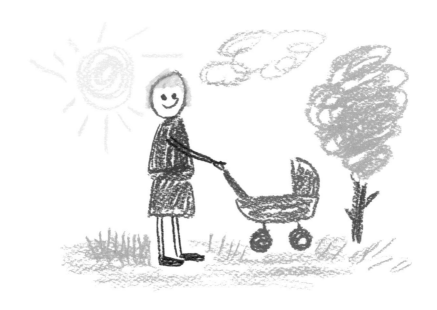

낙태가 없는 세상, 모든 출산이 행복인 세상의 추구

"심한 가뭄이 몇 년째 이어지는 동안 어떤 사람이 마당에 심어 놓은 소중한 나무가 말라서 죽을 지경이 되었다. 그는 나무를 살리기 위해 매일 메마른 들판을 지나 멀리 떨어진 강까지 가서 물을 길어다 나무에게 주었다.

오고가는 길은 너무 험하고 멀어서 때로 엎어지기도 하고 중간 중간 물을 흘리기도 해서 집에 도착할 때는 양동이의 물이 반도 안 남아 있는 적이 많았다. 오랜 세월 동안 물을 길어다 부었지만 그의 정성과 노력에도 불구하고 결국 나무는 말라죽고 말았다.

그러나 낙남하여 죽은 나무 앞에 주저앉아 있던 그의 눈앞에 펼쳐진 것은 메마른 들판이 아니라 그가 흘린 물을 자양분으로 자라난 풀과 나무로 덮힌 초원이었다. 그리고 그것은 그가 살리고자 했던 나무와 같은 것들이었다."

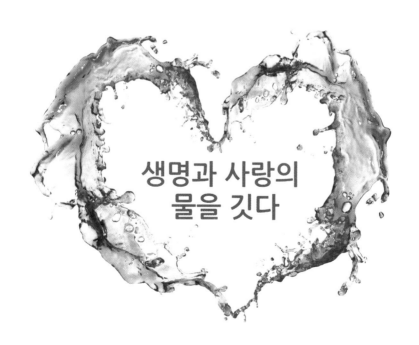

생명과 사랑의
물을 긷다

안티 팬도 팬이다

　문제를 풀기 위해서는 원인을 우선 알아야 한다. 낙태 문제의 해결도 그에 앞서 어떤 이유 때문에 태아의 운명이 낙태와 출산이라는 두 갈래 길 앞에 선 것인지 먼저 생각해야 한다.

　출산은 태아에 대한 사랑이 있어야 가능하지만 그렇다고 낙태가 태아를 미워해서 벌어지는 일은 아니다. 낙태는 태아의 존재에 대한 무시, 낙태라는 것에 대한 무관심에서 비롯되는 일이다. 사랑의 반대는 증오가 아니라 무관심이며 누군가의 사랑을 얻기 위해서는 우선 관심을 받아야 한다.

　따라서 낙태 근절을 위해서는 낙태 옹호 그룹보다 먼저 무관심 그룹을 설득해야 할 필요가 있다. 그런 점에서 목소리 높여 낙태를 옹호하는 일부 여성 단체에게도 박수를 보낸다.

　어느 정치인의 말마따나 안티 팬도 팬이니까.

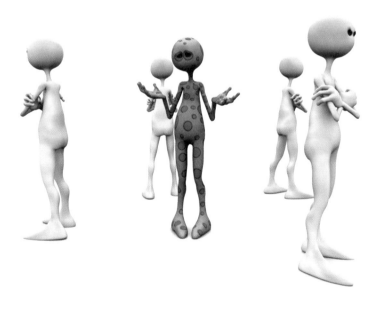

낙태 금지법이 있는 이유

"싱가포르 가면 껌 뱉는 사람 없고 미국 가면 신호 없는 교차로에 거의 모든 차량이 무조건 일시 정지하는 것은 질서 의식도 있어서지만 위반 시 완전히 거덜 내는 엄중한 벌금과 면허 정지 등 불이익이 부과되기 때문이다."

lawyer_KOREA라는 분이 트위터에 올린 글이다.

낙태에 대하여 그것이 길에 껌을 뱉는 것이나 교차로에서 정차하는 것보다 가벼운 일이라고 생각하는 사람은 없을 것이다. 줄일 수 있으면 줄이는 것이 맞는다고 다들 말한다.

문제는 방법이다. 어떤 것을 억제하는 방법으로는 부작용도 있고 자율성도 침해되는 법적 억지력보다는 스스로 억제하는 방법이 제일 좋을 것이다.

그럼에도 불구하고 형법에서 낙태를 금지하고자 한 데는 다 이유가 있다. 자발적 억제가 안 될 경우 그렇게라도 억지하는 것이 더 낫다는 판단 때문이다.

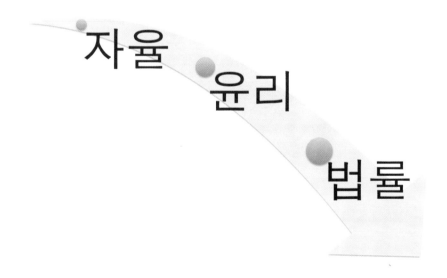

낙태 근절 운동에 있어 하드 파워와 소프트 파워

하드 파워와 소프트 파워는 조지프 나이라는 학자가 처음 한 말로, 하드 파워는 어느 정도의 강제력을 바탕으로 한다는 점에서 'Command power', 소프트 파워는 상대를 설득한다는 의미에서 'Cooperative power' 라고도 부른다.

낙태 근절 운동에서도 가장 좋은 방법은 소프트 파워를 통하는 것이지만 문제는 효과가 나타나기까지 시간이 많이 걸린다는 점이다.

낙태 공화국이라는 소리를 듣고 있을 만큼 숱하게 많은 태아가 희생되는 상황에서는 효과가 나타날 때까지 느긋하게 지켜보기만 하는 것은 좋은 방법이 아니다. 따라서 필요에 따라 한시적으로는 하드 파워도 동원할 필요가 있다. 태아들은 우리가 잘못을 깨닫고 올바른 길로 들어설 때까지 기다려주지 않는다.

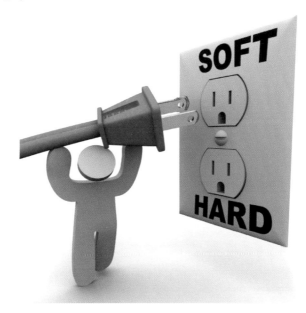

생각의 절벽을 넘어서

　의사든 산모든 낙태를 하는 이유는 낙태 포기로 자신에게 닥칠 삶의 변화가 두렵기 때문이다.

　현실에서 수천 길 낭떠러지 절벽 앞에 선 사람이 절벽 아래로 뛰어내리는 것은 죽음을 각오했기 때문이다. 우리 마음속에도 그런 생각의 절벽이 있다. 그러나 낡은 생각이 죽고 새로운 사고로 나아가려면 그 절벽에서 뛰어내려야 한다.

　다행인 것은 정신의 세상에서는 우리 모두 절벽을 넘어 새로운 세상으로 자유롭게 훨훨 날아갈 수 있는 날개를 가졌을 뿐 아니라 절벽 또한 죽을 정도로 높은 높이도 아니라는 것이다.

　"낙태는 어쩔 수 없는 일, 낙태권은 여성의 행복추구권." 그런 생각들은 모든 인간이 존중 받고 모든 임신한 여성이 당당하게 살 수 있는 그런 새로운 세상으로 가기 위해 우리가 뛰어넘어야 할 생각의 절벽일 뿐이다.

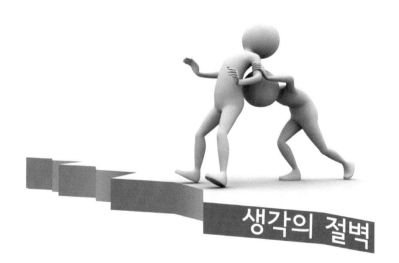

생각의 절벽

낙태 위험 피해가기

- 미혼인 경우: 임신 절대 금지가 유일한 방법이며 성관계 자제가 1순위 방법.
- 생리불순이 있는 경우: 1순위로 피임약 고려.
- 질염이나 경부염이 있는 경우, 자궁외 임신과 골반염의 병력: 루프 시술은 금기.
- 생리통이나 생리과다가 있는 경우: 1순위로 피임약 고려, 루프는 가급적 피함.
- 출산 계획이 전혀 없는 경우: 체외 사정법, 배란 주기법 절대 금지.
- 사후 피임약: 아주 불가피한 경우 응급의 목적으로만 사용해야 함.

결혼 여부	연령대	성관계	출산 유무	1순위법	2 순위법
미혼	미성년			성관계 자제	
	성년			성관계 자제	피임약
기혼		규칙적	무	피임약	임플라논
			유	루프	피임약
		부정기적	무	임플라논	콘돔+좌약
			유	루프	피임약
			출산 완료	정관 수술	난관 수술

낙태 위험 피하기

피임, 패자부활전 그리고 낙태

　피임 실천율은 최근 들어 오히려 감소하는 추세다. 2003년에 비해 2006년에 전 연령대의 피임 실천율이 감소하였는데, 특히 15~29세에서 감소폭이 13.5%로 가장 높았다. 또한 피임 실천율이 가장 높은 연령대는 40~44세로 90.3%이며, 가장 낮은 연령대는 15~24세로 43.3%였다.

　유독 우리나라가 피임 실천율이 낮은 것은 최후의 수단인 낙태를 쉽게 받을 수 있고 낙태를 피임 방법의 하나로 잘못 생각하기 때문이다. 이는 흡사 패자 부활전이 있다고 안심하면서 정식 경기는 소홀히 임하는 선수와 같은 꼴이라 하지 않을 수 없다.

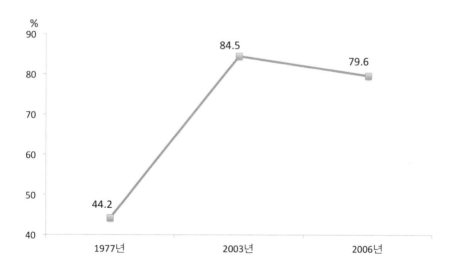

피임 실천율

(출처: 2008년 통계청 자료)

우리나라에서 피임 방법의 분포

우리나라 부부들이 가장 많이 사용하는 피임 방법에 대한 통계는 아래 그래프와 같다.

'전국 출산력 및 가족보건 실태조사' 자료에 따르면 최근에는 여성 피임 방법이 감소하고 남성 피임 방법이 증가하는 추세라고 한다. 방법별로는 난 관 수술이 감소하고 자궁내 장치와 정관 수술이 증가하였으며 콘돔과 경구 피임약은 크게 변화가 없었다.

피임에 있어서 여성의 역할 못지않게 남성의 역할이 강조되는 것은 다행 이다. 그러나 아직도 상당히 높은 피임 실패율을 보이는 콘돔이 주요 피임 수단이라는 것은 낙태 문제를 생각할 때 상당히 우려스러운 부분이다.

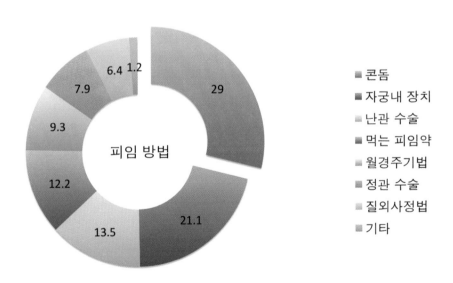

(출처: 2004년 이임순 대한산부인과학회지)

자궁내 장치에 의한 피임법 - 피임과 낙태의 사이?

피임법 중 우리나라에서 콘돔 다음으로 많이 사용되는 자궁내 장치 시술은 루프라고 하는 작은 기구를 자궁 안에 넣어서 피임이 되도록 하는 방법이다.

루프는 피임약이 널리 퍼지던 1950~1960년경에 들어서며 사용되기 시작했다. 루프 시술에는 과거에 리페스 루프라고 해서 꼬부라진 플라스틱으로 된 것이 많이 쓰였지만 현재는 구리가 감긴 'T자' 나 'L자' 형 루프가 많이 쓰인다. 루프에 호르몬분비 기능을 추가하여 피임 효과는 높이면서도 부작용은 낮춘 것노 있나.

이렇게 루프를 이용한 피임 방법은 수정란이 자궁 안에 착상이 되는 것을 방지하기 때문에 엄밀하게는 초기 낙태에 해당된다고 보는 시각도 있다. 그러나 피임 효과의 측면에서는 피임 실패율이 5% 이하이기 때문에 상당히 효과적인 방법이다.

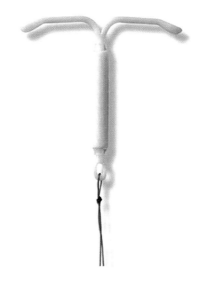

주기법을 이용한 피임과 보험

　주기법에 의한 피임은 임신 가능성이 높은 배란기 전후 약 일주일 정도 성관계를 피하는 것이다. 그러나 주기법은 체외 사정법과 더불어 피임이라고 하기도 어려울 정도로 실패율이 가장 높은 방법 중 하나이다. 월경주기가 정확하더라도 언제 배란이 될지 정확히 알기 어렵기 때문이다.

　아래 달력은 어느 여성이 성관계를 가진 날은 하트 모양으로, 배란기라고 생각되는 날은 반달 모양으로, 성관계를 해서는 안 되는 날은 X로 표시해 놓은 모습이다. 산부인과 전문가로서 봤을 때 이 여성이 1년 내에 임신될 확률은 30% 이상이다.

　보험은 언젠가 날지도 모르는 사고로 인해 치러야 할 많은 경제적 부담에 대비하여 평소 조금씩 나누어서 부담하는 것이다.

　적절한 피임을 하는 것도 평소의 적은 부담으로 낙태라는 큰 부담을 피한다는 차원에서 보험과 같은 측면이 있다.

월	화	수	목	금	토	일
		1 ♥	2	3	4 ♥	5
6	7 ♥	8	9	10 ♥	11	12
13	14 ♥	15 X	16 X	17 X ☽	18 X ☽	19 X ☽
20 X	21 X	22 ♥	23	24	25 ♥	26 ♥
27	28	29 ♥	30	31		

피임률이 오르고 낙태율이 떨어진다

　아래 그래프는 구트마커 연구소가 발표한 피임과 낙태율에 관한 그래프
이다.

　가장 일반적으로 사용되는 피임법을 비교해 보았을 때 선진국에서는 피
임약이 18%, 콘돔이 16%로 많이 이용됐고 개발도상국에서는 여성의 불임
시술(22%)이나 자궁내 장치(15%)가 가장 선호됐다.

　선호하는 피임법이 어떤 것이든 전 세계적으로 피임률은 상승하고 낙태
율은 다소 감소하고 있다.

　낙태의 감소에는 피임률의 상승과 저임신 경향이 크게 작용하고 있을 것
이다. 따라서 적극적인 피임이 현재로서는 낙태의 위험을 줄이는 효과적인
방법의 하나다.

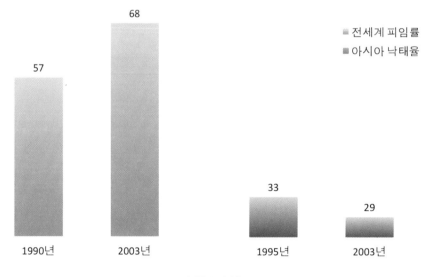

피임률과 낙태율

(출처: 2009년 구트마커 연구소 보고서)

나의 고백

　나는 산부인과 의사로 20여년 간을 지내면서 거의 대부분의 기간 동안 분만도 하고 낙태 시술도 적지 않게 했다. 종교를 가지고 있지도 않으며 윤리적으로 다른 사람들보다 더 깨끗하게 살지도 못했다.

　그럼에도 낙태 근절 운동에 발 벗고 나선 이유는 그동안 경제적 이유로 낙태 시술을 하면서 '낙태는 어쩔 수 없는 일'이라며 스스로를 합리화해 온 내 자신이 부끄럽기 때문이다. 그리고 말없이 희생을 감수한 여성과 태아에게 더 이상 미안한 마음을 가지면서 살고 싶지도 않다. 또 한 가지 이유는 낙태라는 족쇄로 하여 산부인과 의료 환경이 갈수록 뒤틀리는 것을 막기 위해서다.

　이제 나는 낙태에 대하여 분명하게 말할 수 있다.

　낙태는 피하는 것이 상책이며 별것 아닌 것이 아니다. 낙태를 함으로써 피해를 보는 것은 여성과 그 태아다.

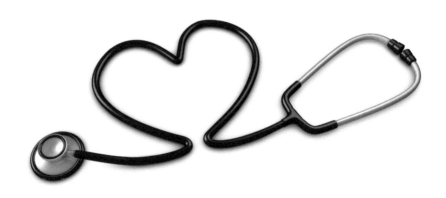

아직도 가야할 길

이 책에 있는 몇 편의 글을 읽었다고 해서 낙태 문제에 대하여 진실을 깨닫고 많은 사람이 혹은 정부 당국자가 쉽게 생각을 바꾸게 될 거라고 생각하지 않는다. 그러므로 여기가 책으로서는 마지막 페이지이지만 사실 이제부터 시작이다.

불가능해 보였지만 가능하게 된 모든 것은 그것이 가능하게 되기 직전까지는 불가능한 것에 대한 무모한 도전처럼 보인다. 그러나 우리의 열정이 물을 끓일 정도의 섭씨 100도까지는 안 되도 계속 노력한다면 결국 '따뜻한 물'을 만들어낼 것이다.

그동안 낙태를 근절하기 위해 수많은 사람이 피와 땀을 흘려가면서 걸어온 길은 짧지 않다. 그러나 연간 낙태 34만 건이 우리가 가는 길의 끝일 수도 없고 끝이어서도 안 된다. 그래서 우리는 아직도 가야할 길이 멀다.

스캇펙 박사가 가치 있는 인생을 위해 쓴 『아직도 가야할 길』의 한 구절을 옮기면서 내 짧은 이야기는 여기서 끝내고 긴 발걸음을 시작한다.

"고통을 이겨내고 성장하는 데 필요한 4가지 기술은 즐거움을 나중에 갖도록 자제하는 것, 책임을 자신이 지는 것, 진실에 헌신하는 것, 그리고 균형을 맞추는 것이다."

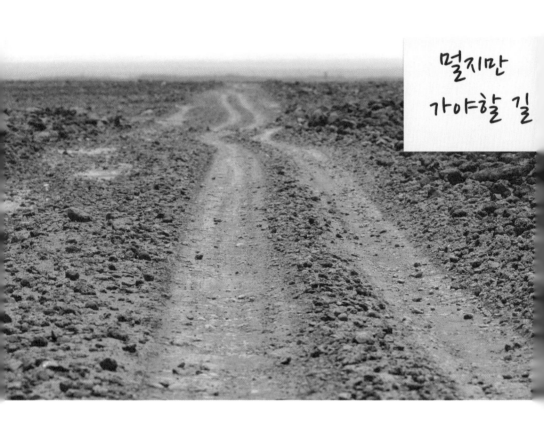

멀지만
가야할 길

부록

임신 중 복용 시 기형 유발 가능성이 있는 약물과 유의 시기

[임신 중 복용 시 기형 유발 가능성이 있는 약물]

알코올(Alcohol)-술

아미노프테린(Aminopterin)-항암제

안드로겐(Androgens)--남성 호르몬

안지오텐신전환효소억제제제(Angiotensin-converting enzyme inhibitors)

안지오텐신수용체차단제(Angiotensin-receptor blockers)

벡사로텐(Bexarotene)

보센탄(Bosentan)

카르바마제핀(Carbamazepine)-항암제

클로람페니콜(Chloramphenicol)-항생제

클로르바이페닐(Chlorbiphenyls)

코카인(Cocaine)-마약

코르티코스테로이드(Corticosteroids)-호로몬제

시클로포스파미드(Cyclophosphamide)-항암제

다나졸(Danazol)-남성 호르몬제

디에틸스틸베스테롤(Diethylstilbesterol[DES])

에파비렌즈(Efavirenz)

에트레티네이트(Etretinate)-비타민

이소트레티노인(Isotretinoin)-비타민

레프루노미드(Leflunomide)

리튬(Lithium)

메치마졸(Methimazole)-갑상선 항진증 치료제

메틸수은(Methyl mercury)

메토트렉세이트(Methotrexate)

미페프리스톤(Mifepristone)-황체호르몬 억제제

미소프로스톨(Misoprostol)-위장약

마이코페놀레이트(Mycophenolate)

파록세틴(Paroxetine)

페니실라민(Penicillamine)

페노바비탈(Phenobarbital)-항경련제

페니토인(Phenytoin)-항경련제

방사성 아이오딘(Radioactive iodine)-갑상선 치료제

리바비린(Rivavirin)-항바이러스제

스트렙토마이신(Streptomycin)-항생제

타목시펜(Tamoxifen)

테트라사이클린(Tetracycline)-항생제

탈리도마이드(Thalidomide)-면역 치료제

담배(Tobaco)

톨루엔(Toluene)

트레티노인(Tretinoin)

백신(Vaccine)-풍진, 두창, 수두, 홍역, 볼거리

발프로산(Valproic acid)

와파린(Warfarin)-항응고제

[기형 발생 유의 시기]

신경 계통은 임신 5~40주

심장 계통은 5~10주

팔 다리는 6~7주

눈 등 시각기관은 6~40주

귀 등 청각기관은 6~20주

이나 입술은 8~40주

구개는 7~14주

외성기는 9~40주

(임신주수는 최종 월경일의 시작일로부터 산정)

낙태 관련 법률

● 형법 제269조(낙태)

① 부녀가 약물 기타 방법으로 낙태한 때에는 1년 이하의 징역 또는 200만원 이하의 벌금에 처한다.

② 부녀의 촉탁 또는 승낙을 받아 낙태하게 한 자도 전 항의 형과 같다.

③ 전 항의 죄를 범하여 부녀를 치상(致傷)한 때에는 3년 이하의 징역에 처한다. 치사(致死)한 때에는 7년 이하의 징역에 처한다.

● 형법 제270조(의사 동의 낙태, 不同意 낙태)

① 의사, 한의사, 조산사, 약제사 또는 약종상이 부녀의 촉탁 또는 승낙을 받아 낙태하게 한 때에는 2년 이하의 징역에 처한다.〈개정 1995.12.29〉

② 부녀의 촉탁 또는 승낙 없이 낙태하게 한 자는 3년 이하의 징역에 처한다.

③ 제1항 또는 제2항의 죄를 범하여 부녀를 상해에 이르게 한 때에는 5년 이하의 징역에 처한다. 사망에 이르게 한 때에는 10년 이하의 징역에 처한다.〈개정 1995.12.29〉

④ 전3항의 경우에는 7년 이하의 자격정지를 병과 한다.

● 모자보건법 14조(인공임신중절수술의 허용한계)

① 의사는 다음 각 호의 어느 하나에 해당되는 경우에만 본인과 배우자(사실상의 혼인관계에 있는 사람을 포함한다. 이하 같다)의 동의를 받아 인공임신중절수술을 할 수 있다.

1. 본인이나 배우자가 대통령령으로 정하는 우생학적(優生學的) 또는 유전학적 정신장애나 신체질환이 있는 경우

2. 본인이나 배우자가 대통령령으로 정하는 전염성 질환이 있는 경우

3. 강간 또는 준강간(準强姦)에 의하여 임신된 경우

4. 법률상 혼인할 수 없는 혈족 또는 인척간에 임신된 경우

5. 임신의 지속이 보건 의학적 이유로 모체의 건강을 심각하게 해치고 있거나 해칠 우려가 있는 경우

● 모자 보건법 15조(인공임신중절수술의 허용한계: [2009.7.7 개정])

① 법 제14조에 따른 인공임신중절수술은 임신 24주일 이내인 사람만 할 수 있다.

② 법 제14조제1항제1호에 따라 인공임신중절수술을 할 수 있는 우생학적 또는 유전학적 정신장애나 신체질환은 연골무형성증, 낭성섬유증 및 그 밖의 유전성 질환으로서 그 질환이 태아에 미치는 위험성이 높은 질환으로 한다.

③ 법 제14조제1항제2호에 따라 인공임신중절수술을 할 수 있는 전염성 질환은 풍신, 독소플라스마증 및 그 밖에 의학적으로 태아에 미치는 위험성이 높은 전염성 질환으로 한다.

히포크라테스 선서

이제 의업에 종사할 허락을 받으매 나의 생애를 인류봉사에 바칠 것을 엄숙히 서약하노라.

나의 은사에 대하여 존경과 감사를 드리겠노라.

나의 양심과 위엄으로서 의술을 베풀겠노라.

나의 환자의 건강과 생명을 첫째로 생각하겠노라.

나는 환자가 알려준 모든 내정의 비밀을 지키겠노라.

나의 위업의 고귀한 전통과 명예를 유지하겠노라.

나는 동업자를 형제처럼 생각하겠노라.

나는 인종, 종교, 국적, 정당정파, 또는 사회적 지위 여하를 초월하여 오직 환자에게 대한 나의 의무를 지키겠노라.

나는 인간의 생명을 수태된 때로부터 지상의 것으로 존중히 여기겠노라.

비록 위협을 당할지라도 나의 지식을 인도에 어긋나게 쓰지 않겠노라.

이상의 서약을 나의 자유 의사로 나의 명예를 받들어 하노라.

태아의 임신 시기별 크기

태아의 크기는 명확히 시기를 나누어서 진행되는 것이 아니라 연속적으로 변화한다. 하지만 편의상 임신 주별로 구분하여 크기를 표로 정리했다. 참고로 아래의 주기는 실제 수정된 시기로부터의 시기가 아니며 최종 월경일의 첫날을 기준으로 삼아 만들었다.

주수	1	2	3	4	5	6	7	8	9	10
크기 mm			0.1	0.1~0.2	0.2~1.8	1.8~5.0	3.0~7.0	7.0~17.0	17.0~24.0	24.0~30.0
무게 mg						7	47	339	1020	2100

주수	11	12	13	14	15	16	17	18	19	20
크기 cm	4.5	5.5	6.5	8.0	9.5	10.9	12.4	14.0	15.0	16.2
무게 g	5	7	17	37	72	102	112	148	234	280

주수	21	22	23	24	25	26	27	28	29	30
크기 cm	17.1	18.1	19.1	20.1	21.1	22.1	23.1	24.1	25.0	26.1
무게 g	360	430	460	600	700	750	880	990	1070	1370

주수	31	32	33	34	35	36	37	38	39	40
크기 cm	27.0	28.0	28.5	29.8	30.6	31.6	32.7	33.1	34.8	35.8
무게 g	1465	1675	1700	1850	2000	2400	2600	2800	3000	3340

(출처: Atlas of Human Embryo and Fetus-지제근 저)

각종 피임 방법의 비교

방법	원리	실패율	장점	단점
경구피임약 (복합제제)	배란을 억제함	100명당 1명	실패율이 매우 낮고 사용이 간편하다.	두통, 구토, 피부 부작용 등이 발생 가능하고 하루라도 복용을 안하면 실패율이 높다(이틀 안하면 실패율50 %). 수유 중에는 사용 불가능하다.
자궁내장치(루프)	착상을 방해함	100명당 1~5명	유효기간이 3~5년으로 길다. 임신을 원할때는 언제든지 뺄 수 있다.	생리통, 요통이 심해지거나 생리양이 증가할 수 있고 골반염, 자궁 손상의 우려로 아기를 낳지 않은 사람에게는 곤란하다.
콘돔(남성용)	정자 진입을 차단함	100명당 15명	사용이 간편하고 성병을 예방할 수 있다.	감촉이 좋지 않다. 찢어진다거나 빠지거나 하여 실패율이 높다.
여성용콘돔(페미돔)	상동	100명당 15~20명	여성 스스로 할 수 있다. 사용이 불편하다. 비용이 비싸다.	사용이 불편하다. 비용이 비싸다. 성병을 예방할 수 있다.
좌약(살정제)	질내 정자를 죽임	100명당 15명	약 복용에 따르는 부담이 없다.	성교전에 일정시간 미리 삽입해야 한다.
성교중지술	정자의 진입을 중지시킴	100명당 15~25명	비용이 들지 않고 약물복용에 따르는 부담이 없다.	실패율이 높고(사정 전에도 정자 배출됨) 성교 중 억제가 어렵다.
주기법	배란시기(가임시기)를 피함	실패율 매우 높음	자연적이다. 비용이 들지 않는다.	실패율이 매우높다(월경주기와 배란주기는 반드시 일치하지는 않기 때문). 오랜 시일 금욕하게 되어 불편하다.
피임주사 (Depo Provera)	매달 호르몬 주사로 배란이나 착상을 방해	100명당 1명	1회 주사라 사용이 간편하다.	비정상 출혈, 골손실 증가, 중지 후 임신까지 시간이 오래걸림(12~18개월).
난관수술	난자의 이동을 방해	100명당 거의 0~1명	한번 시술로 영구피임이 된다.	방광 및 장 손상 등 수술 및 마취에 따르는 위험이 있다.
정관수술	정자의 이동을 방해	100명당 거의 0~1명	상동· 난관수술보다 비용이 저렴하고 방법이 단순하다.	출혈, 감염, 임포텐스의 가능성이 있다.

임신 시기별 태아 발달 상황

1. 임신 1~2주

이 시기는 아직 태아는 형성되지 않았으며 난자는 배란이 되어 수정될 준비를 하고 정자도 정소에서 배출될 준비를 하고 있는 시기이다. 정자의 질내 생존기간은 보통 짧게는 48시간에서 길게는 72시간으로 보며 난자의 생존기간은 하루 정도 이내인 것으로 알려져 있다. 남성의 생식기로부터 사정된 정자는 약 3억 마리 정도이며 이 중 1% 정도의 소수만이 자궁 경관을 지나 자궁에 도달하고 최종적으로는 이 중에 단 하나의 정자만이 난자 내로 뚫고 들어가게 된다.

2. 임신 3·~4주

정자와 난자가 난관에서 만나 수정이 이루어지고 자궁 안에 착상이 되는 시기이다. 수정이 되면 난자와 정자의 염색체가 하나로 섞이게 되고 이어 세포의 분화가 일어나게 된다. 두 개에서 네 개로, 네 개에서 여덟 개로 빠르게 분화되어 뽕나무 열매인 오디처럼 생긴 형태로 발달한다. 그리고 수정 후 3일 내지 4일 정도 지나면서 난관을 떠나 자궁 안으로 들어가며 착상이 이루어지게 된다. 자궁 내에 착상이 된 수정란은 태아로 자라는 부분과 태반 부분으로 나누어져 발달된다. 혈관도 형성되어 태반을 통한 혈액순환이 시작된다. 이때 태아가 약물 등에 의해 영향을 받으면 스스로 완전 회복되거나 아니면 유산되며 형태적인 이상을 지닌 채 태어나지는 않는다.

3. 임신 5~6주

이때로부터 10주까지를 장기 형성기라고 하는데, 태아가 어느 정도 생물체의 모습을 갖추게 되고 중요 장기들이 형성되면서 약물이나 환경오염 물질에 의해 크게 영향을 받을 수 있는 시기이다. 신경관이라고 하는 것도 이 시기부터 형성되는데, 나중에 뇌나 척추로 분화되는 기관으로 이 과정에 이상이 생기면 무뇌증, 전뇌증, 신경관 결손증 등의 이상이 생길 수 있다. 심장과 혈관 조직도 분화되며 혈구도 형성된다.

심장 판막이 형성되고 심장 박동이 뚜렷해진다. 전체적으로 태아는 C자 모양을 하고 있다.

4. 임신 7~8주

태아는 대충 쌀알만한 크기로 팔다리가 생기고 있는 시기이다. 눈의 수정체도 생기며 위장, 담낭, 간, 갑상선 등 많은 기관들이 형성되기 시작한다. 식도가 길어지고 요관이 형성되어 방광으로 소변이 흐르게 된다. 다리와 발이 구분되어 분화되며 팔도 손과 어깨 등으로 나뉘어진다. 얼굴에는 눈, 귀, 코, 이가 만들어지기 시작한다.

5. 임신 9~10주

뼈와 관절이 형성되며 장은 복강 내에 형성되기 시작한다. 심장은 4군데의 방으로 나누어지며 기관지가 형성된다. 눈꺼풀, 코, 손가락과 엄지발가락도 짧지만 형성되는 시기이고 난소와 정소 등 외성기가 형성된다.

6. 임신 11~12주

항문이 형성되며 발가락이 나누어지고 머리는 둥글게 변하지만 아직 머리가 커서 전체 크기의 절반 정도를 차지한다. 얼굴은 사람의 모양과 비슷하게 형성되기 시작하며 성대도 형성되어 소리를 낼 수 있는 기능이 갖추어 진다. 중요 장기의 형성이 끝난 시기이며 간은 담즙을 분비하고 혈액순환도 시작되며 태반이 기능을 하기 시작하는 시기이다. 반사작용도 생기고 피부는 매우 민감하여 촉감을 느낄 수 있다.

7. 임신 13~14주

태아의 성장기로서 각 장기의 기능적인 성장이 일어나는 시기이다. 물론 이 시기에도 신경계와 생식기는 계속 형성되므로 기형이 초래될 수 있지만 나머지 장기는 거의 형성이 끝나고 성장 과정만 남아 있다. 손가락, 발가락이 분리되며 머리와 손톱이 자라기 시작한다. 콩팥이 기능을 하면서 본격적으로 소변이 만들어지기 때문에 양수가 늘어나기 시작한다. 장이 복강 내에 차게 되고 손에는 지문도 형성된다.

8. 임신 15~16주

볼 수만 있다면 육안으로 외성기가 남아인지 여아인지 알 수 있다. 그리고 아기는 몸통과 손발을 움직이기 시작하고 손가락을 빨기도 하며 폐도 기능을 시작해서 양수를 마시고 내뱉기도 한다. 아직 피부는 얇고 투명하지만 몸에 털이 자라나서 26주 무렵까지 계속 자라게 된다.

9. 임신 17~18주

태아가 눈을 깜박이기도 하며 팔과 다리가 길어지고 움직임이 활발하기 때문에 산모는 간혹 태동을 느낄 수도 있다.

10. 임신 19~20주

눈은 이제 얼굴의 중심부로 위치하여 거의 사람의 모습을 갖추었으며 장 내에는 태변이 형성된다. 태아의 피부에는 지방질의 태지가 형성되어 있는데, 수분으로 피부가 불어나는 것을 방지하기 위한 보호층이다.

11. 임신 21~22주

태아가 수시로 깼다 잤다 하지만 많은 시간을 자며 여아의 경우에는 자궁이 발달하기 시작한다. 태지가 온몸을 덮고 심장 박동이 점점 더 강력해진다.

12. 임신 23~24주

기관지가 형성되며 여아의 경우 질이 생기고 남아의 경우 고환이 음낭 내로 들어온다. 눈꺼풀과 눈썹이 생기며 뇌가 급격히 발육하기 시작한다. 피부는 아직 투명하고 얇아서 혈관이 보이는 상태이다.

13. 임신 25~26주

척추가 형성되며 33개의 링과 150개의 관절이 생긴다. 폐혈관도 발달되는데, 나중에 산소 교환이 일어나는 부분이다. 영구치가 형성되고 콧구멍이 생긴다.

14. 임신 27~28주

폐에는 혈관뿐 아니라 산소를 교환하는 폐포가 형성되어 숨을 쉴 수 있는 기능이 생긴다. 대뇌 좌우 반구가 형성되고 활성화되어 뇌파가 나타나고 시각과 청각 기능이 생긴다. 눈을 뜨고 망막도 기능을 시작하기 때문에 태아는 빛을 감지할 수 있다.

15. 임신 29~30주

머리칼이 계속 자라며 눈은 완전히 형성된다. 아기는 외부의 소리를 들을 수 있으며 아마도 냄새도 맡고 맛도 볼 수 있을 것이다. 뇌는 체온 유지 기능과 호흡 기능을 정상적으로 수행할 수 있다.

16. 임신 31~32주

눈꺼풀이 열렸다 닫혔다 하며 피부도 조금씩 주름이 진다. 골수에서는 피가 형성되며 뇌 발육이 빠르기 때문에 머리도 커지고 폐는 완전히 성숙된다.

17. 임신 33~34주

이때가 임신 전 기간에 걸쳐 양수가 가장 많을 때이며 이후로 말기까지는 대체로 양수가 비슷한 수준을 유지한다. 피부는 핑크색에서 다소 색깔이 옅어진다.

18. 임신 35~36주

태아가 놀라서 눈을 뜨기도 하고 잘 때는 감기도 한다. 면역계가 형성되기 시작하는 시기이다. 지방이 축적되어 태아의 팔과 다리는 포동포동해지며 자궁 내에 꽉 차게 되고 손톱이 자라 뾰족해진다. 위장관의 기능은 아직 미숙한데, 이는 출산하고 나서도 일정기간 마찬가지이다.

19. 임신 37~38주

이때부터 태아는 언제든 나올 준비가 되어 있다. 팔과 다리, 목에는 주름이 잡히고 쥐는 힘이 강하여 물건을 움켜 쥘 수 있을 정도가 되며 빛을 비추면 고개를 그쪽으로 돌리는 반사가 나타난다. 태변이 장에 많이 쌓이고 출산하면서 배출된다. 아기가 커져 자궁을 꽉 채우게 되어 움직임이 둔해지고 팔다리는 구부린 상태로 있게 된다.

20. 임신 39~40주

태아의 머리와 복부 둘레가 비슷한 크기가 되며 태지는 거의 없어진다. 자궁 내 공간이 좁아 태아는 잘 움직이지 않는다. 머리뼈는 다른 뼈와는 달리 아주 단단하지 않아 출산 시 산도에 맞추어 쉽게 변형된다. 눈물샘은 아직 형성되지 않아 울어도 눈물은 흐르지 않으며 출산 후 수주가 지나야 이런 기능이 생긴다. 출산 시 아기에게는 300개 정도의 뼈가 있지만 성인이 되면서 합쳐져 206개의 뼈가 된다. 또 아기는 태어나면서부터 70가지 이상의 반사 작용을 보인다.

낙태 위험도 평가

0. 생리양이 아주 적거나 몇 달에 한번 한다.

1. 생리가 상당히 불규칙해서 다음 생리를 예측하기 어렵다.

2. 생리가 두세 달에 한번 정도로 불규칙하거나 양이 일정하지 않다.

3. 생리가 28일 전후의 주기로 규칙적이고 양도 중간 정도이다.

B. 성관계 횟수

0. 부정기적으로 성관계를 한다.

1. 한 달에 2회 미만 성관계를 한다.

2. 1주일에 2회 미만, 한 달에 2회 이상 규칙적 성관계를 한다.

3. 1주일에 2회 이상 규칙적 성관계를 한다.

C. 피임 관련

0. 피임약을 정기적으로 복용하거나 루프를 끼고 있다.

1. 콘돔이나 좌약을 이용한 피임을 한다.

2. 배란 주기법이나 체외 사정법의 피임법을 택한다.

3. 피임을 하지 않는다.

D. 과거 경험

0. 임신을 한 적이 없다.

1. 낙태를 한 경험은 없고 출산을 한 적이 있다.

2. 낙태를 한 적이 있다.

E. 결혼 상태

0. 기혼이며 출산 계획이 있다.

1. 기혼이지만 출산 계획이 없다.

2. 현재 미혼이다.

    0. 낙태 반대주의자(프로라이프)이다.

    1. 중립

    2. 낙태 찬성주의자(프로초이스)이다.

첫 번째 항목이 예이면 0점 추가

두 번째 항목이 예이면 1점 추가

세 번째 항목이 예이면 2점 추가

네 번째 항목이 예이면 3점 추가

판정

전체 점수 0~5: 위험도 낮음

전체 점수 6~10: 위험도 중간

전체 점수 11~15: 위험도 높음

태아의 기형을 유발하는 인자와 기형의 형태

1. 감염질환

풍진: 백내장, 녹내장, 심장기형, 귀머거리, 치아이상

거대세포바이러스: 소두증, 시각장애, 정신지체, 태아사망

단순포진바이러스: 작은안구증, 소두증, 망막형성장애

수두바이러스: 팔다리 발육부전, 정신지체, 근육위축

사람면역결핍바이러스: 소두증, 성장지체

톡소포자충증: 물뇌증, 대뇌석회화, 작은안구증

매독: 정신지체, 귀머거리

2. 물리적 인자

X선: 소두증, 척추갈림증, 입천장갈림증, 팔다리기형

고체온증: 무뇌증, 척추갈림증, 정신지체, 안면기형, 심장이상, 배꼽탈장, 팔다리 결손

3. 화학물질

Thalidomide: 팔다리기형, 심장기형

Aminopterin: 무뇌증, 수두증, 입술갈림증, 입천장갈림증

Diphenylhydantoin(phenytoin): 태아히단토인증후군(얼굴결함, 정신지체)

Valproic acid: 신경관결손; 심장, 얼굴과 머리, 팔다리의 기형

Trimethadione: 입천장갈림증, 심장결함, 비뇨생식기관과 뼈대의 기형

Lithium: 심장기형

Amphetamines: 입술갈림증, 입천장갈림증, 심장기형

Warfarin: 연골형성장애, 작은머리증

ACE(angiotensin-converting enzyme) 억제제: 성장지체, 태아사망

Cocaine: 성장지체, 소두증, 행동장애, 배벽갈림증

Alcohol: 태아알코올증후군, 짧은눈꺼풀틈새, 위턱뼈형성부전, 심장결함, 정신지체

Isotretinoin(Vitamin A): 비타민A배아증(작고 기형적으로 생긴 귀, 아래턱뼈형성부전, 입천장갈림증, 심장결함)

산업용 용매: 저체중아, 머리얼굴결함, 신경관결함

유기수은: 뇌성마비와 유사한 여러 신경학적 증상

납: 성장지체, 신경학적 장애

4. 호르몬

남성호르몬(ethisterone, norethisterone): 여성바깥생식기관의 남성화, 음순융합, 음핵비대

Diethylstrilbesterol(DES): 사궁, 사궁관, 질 위쪽의 기형, 질종양, 고환기형

산모당뇨병: 여러 기형(심장결손과 신경관결손이 가장 흔함)

산모비만: 심장결함, 배꼽탈장

(출처: T.W. Sadler, Longman's Medical Embryology)

임신과 약물, 술 및 담배

임신 중에 약물을 사용했을 경우 태아에게 기형이 발생할 가능성이 있는가, 있다면 어느 정도의 위험성이 있는가 하는 판단은 다음 세 가지를 근거로 한다.

1. 약을 사용한 시기
2. 약의 종류
3. 용량

중요한 점은 임신 중의 약물 복용은 기형 발생에 대한 잠재적 위험요인이므로 반드시 전문가의 조언에 따라야 한다는 것이다.

임신 중 약물 복용이 가장 위험한 시기는 착상 후 약 1주일 정도부터 12주 정도까지다. 흔히 따지는 주기인 최종 월경 시작일을 기준으로 하면 4주부터 14주 사이이다.

이처럼 초기 임신에서 약을 복용하면 뇌를 포함한 척추의 이상을 가져와 신경관 결손증 등 신경계 이상이나 심장이상 등 큰 기형을 유발할 가능성이 높다. 또 자연 유산되는 경우도 많다.

7주나 8주 이후는 어느 정도 큰 기관이 형성되고 난 시기여서 다소간 작은 기형인 사지의 이상이나 안면의 이상 또는 복부 장기의 이상을 낳을 수 있다. 자연 유산이 되는 경우도 많지 않다.

약의 사용기간에 대하여는 약물마다 몸에 얼마나 오래 체류하느냐 하는 반감기가 모두 다르기 때문에 일률적으로 이야기할 수 없지만 장기적으로 쓴 경우일수록 해롭다. 그만큼 하루나 이틀 정도로 단기간 사용한 약물은 태아에게 영향을 미칠 가능성이 적다. 어떤 임산모들은 하루만 약을 복용하고도 불안에 떠는 경우가 종종 있는데, 전혀 위험이 없다고 할 수는 없지만 생각만큼 기형이 발생할 위험은 높지 않다.

기형의 원인으로 알려진 것 중 약물이 차지하는 빈도는 2% 정도로 약물로 인한 기형이 생각만큼 많지 않다. 다음은 흔히 사용되고 있는 약물들의 임신 중 위험성에 대한 간단한 평가 자료이다.

1. 영양제

임신 중 흔히 먹는 철분은 아직 태아에게 나쁜 영향은 안 주는 것으로 알려져 있다. 오히려 임신 5개월부터는 복용을 권하고 있다.

마찬가지로 임신 중에 사용이 권장되는 약물로 엽산이 있다. 엽산은 태아의 신경 계통 결함을 예방하는 효과가 있는 것으로 알려져 임신 3개월 전부터 임신 3개월까지는 복용하는 것을 권하며 하루 0.4mg이 적정량이다.

그외 칼슘은 임신 중에 모자라기는 하지만 산모의 몸에서 활용이 원활해져서 따로 섭취할 필요는 없다.

비타민 종류도 적절한 양인 경우 아무 문제가 없지만 몸에 누적되는 지용성 비타민인 비타민 A와 D는 과량 투여 시 태아 기형의 유발 위험이 있어서 조심해야 한다. 뿐만 아니라 비타민은 정상적인 식사를 통하여 충분히 공급할 수 있기 때문에 따로 보충해줄 필요가 없다.

다만 비타민 B6인 피리독신은 입덧을 가라앉히는 작용이 있어서 심한 입덧이 있는 경우에 복용제나 주사약으로 사용하기도 한다.

2. 항생제

일반적으로 세균 감염에 쓰이는 약 중에 페니실린 계열의 약제는 별 문제가 없고 그 외에도 대부분은 안전하지만 누적 자료가 충분치는 않다.

대부분의 주사제는 안전성이 확립되지 않은 것이 많다.

우리나라에서는 페니실린으로 치료되지 않는 내성균이 많아서 페니실린 이외의 항생제가 많이 사용되는 형편이므로 항생제류의 약을 처방받아야 할 임산모들은 반드시 임신 중인 사실을 알려야 한다.

3. 감기약

감기는 바이러스 질환이어서 원인 치료가 가능한 것이 아니기 때문에 대증요법으로 증상을 없애는 것이 좋다.

콧물을 없게 하는 항히스타민제는 종류에 따라 안전한 것과 그렇지 못한 것이 있으며 기침을 가라앉히는 약도 아직 완전히 안전성이 있다고 보기 어려워 가급적 사용을 억제하는 편이다.

종합 감기약은 여러 성분의 복합제로 대개 한두 가지씩은 임신 중에 금기인 성분을 포함하고 있어서 사용을 권하지 않는다.

다소간 안전한 약으로는 콧물을 억제하는 액티피드, 기침을 억제하는 암브로콜, 가래를 삭혀주는 비졸본, 소염제인 타이레놀 등이 알려져 있다.

감기가 심해서 편도선염이나 기관지염으로 진행되면 위에 이야기한 종류의 안전한 약으로 항생제를 처방하기도 하고 열이 날 때는 해열제인 아스피린이나 타이레놀을 쓰기도 한다.

다만 아스피린은 태아 기형과 상관없지만 지혈을 방해하기 때문에 임신 후반기에는 피해야 한다.

4. 진통 소염제

진통 소염제로 현재 가장 안전하게 걱정 없이 쓸 수 있는 약은 아세트아미노펜 제제인 타이레놀이다.

그 외 나프록센, 이부프로펜 등 대부분의 진통제나 소염제는 임신 중의 안전 여부가 밝혀져 있지 않아 사용을 권하지 않는다.

5. 소화제, 위장약

제산제인 미란타, 암포젤, 겔포스 등은 기형 유발의 위험이 없는 안전한 약이며 다른 소화제류는 마그네슘 제제로 안전성이 밝혀진 약과 시메티딘과 같이 아직 안전성이 확보되지 않은 약이 혼재되어 있다.

다만 뚜렷이 기형 유발 사례는 없으므로 장기적으로 쓰는 것이 아니라면 대체로 문제가 없지만 만성 소화불량 등으로 장기적으로 써야 할 때는 반드시 임신 중인 사실을 감안해서 신중히 사용해야 한다.

속이 거북한 증상이나 구토를 가라앉히는 메토클로프라마이드(맥소롱)는 아직 기형의 보고 사례가 없으므로 임신 초기에 입덧을 가라앉히기 위해 종종 쓰이기도 하지만 제조 회사에서 안전성을 보장해주고 있지는 않다.

6. 변비약

가루약이나 알약으로 먹는 산화 마그네슘이나 흡수되지 않는 성분인 아락실은 임신 중에도 안전하게 쓰이는 약이지만 둘코락스를 포함하여 그 외 다른 약들은 임신 중에는 사용하지 않는다.

가장 흔하게 많이 쓰이는 변비약인 둘코락스는 특히 기형과 관련한 보고는 없어도 근육 운동을 증가시키는 촉진 작용을 하기 때문에 임신 초기의 유산 위험도를 높여 사용이 금기이다.

7. 카페인

적은 양의 카페인은 태아에 대한 영향이 그다지 없는 것으로 알려져 있지만 지나친 양의 카페인은 태아의 저체중, 자연 유산, 조산을 초래할 수 있는 것으로 알려져 있어서 일정량 이상은 섭취를 금한다.

보통 300mg 이상은 해로운 것으로 보는데, 커피로 따졌을 경우 하루 6잔 정도다.

홍차나 콜라 등 다른 카페인 함유 음료도 커피보다는 카페인 함량이 다소 적지만 마찬가지로 사용을 자제해야 한다.

많은 양이 아니더라도 카페인은 철분의 흡수도 저해하므로 가급적 임신 중 섭취를 권하지 않는다.

8. 술

임신 중 음주가 원인이 되어 기형아를 출산한 사례는 상당히 많다. 이로 인한 기형을 따로 '태아 알코올 증후군'이라고 한다.

임신 중에 섭취한 알코올은 아이의 성장을 늦추어서 발육에 이상이 생기고 눈 사이의 폭이 좁으며 윗입술이 두드러지게 얇은 형태의 특징적인 얼굴 용모를 갖게 한다. 또 지능 장애를 초래하며 신경 계통의 이상을 동반하기도 한다.

그러나 아직 임신 중에 어느 정도 수준까지의 알코올이 안전한지에 대한 확실한 연구는 없다.

연구자들은 소량의 음주도 기형아를 출산할 가능성이 매우 크다는 사실을 보고하고 있다. 지능저하나 발육이상 등은 한번 손상을 입은 경우 나중에 많은 노력을 기울인다 하여도 평생 회복되기 어렵다. 따라서 술은 담배와 함께 매우 조심해야 하는 약물로 알고 있어야 한다.

9. 담배

기형을 포함하여 태아에게 저체중아, 조산, 유산, 사산 등 매우 많은 부작용을 일으키기 때문에 담배는 임신 중 가장 해로운 약물 중의 하나로 분류되어 있다.

니코틴이나 타르 등은 매우 소량에 의해서도 태아에게 큰 영향을 끼치기 때문에 건강한 아기를 낳기 위해서는 임신 중의 담배는 단 한 개피도 허용되지 않는다.

직접 흡연이 아닌 옆에서 맡는 간접흡연도 저체중아를 분만할 가능성을 높이므로 임신 중에는 담배 연기 자욱한 사무실에서 근무하는 것도 피해야 한다.

전국 미혼모 입소시설

지역	시설명	입소정원	전화번호	홈페이지
서울	구세군여자관	35	02-363-5722	http://www.sawoman.or.kr
	애란원	40	02-393-4723	http://www.aeranwon.org
	열린집	26	02-552-7420	http://www.openhouse.or.kr
	마음자리	20	02-2691-4365	http://www.maumjary.com
	아름뜰	15	02-334-4614	http://www.holt.or.kr/holt/areum
	생명누리의집	16	02-322-5891	http://www.smnuri.or.kr
인천	인천자모원	29	032-772-0071	http://www.jamowon.or.kr
	세움누리의집	10	032-502-2226	http://www.sunuri.or.kr
	스텔라의집		032-864-0055	http://www.stellahouse.co.kr
경기	에스더의집	50	031-656-3472	http://www.esther.or.kr
	늘푸른집	31	031-877-2841	http://evergreen.swskg.or.kr
	생명의집	9	031-334-7168	http://www.vinhome.or.kr
	새싹들의집	9	031-457-4383	http://www.saessac.org
	고운뜰	29	031-216-9004	http://www.goun.or.kr
	로뎀의집	9	031-663-3650	http://happylog.naver.com/rodem3137.do
부산	마리아 모성원	37	051-253-7543	http://www.marymosungwon.or.kr
	사랑샘	20	051-621-7003	http://www.sarangsaem.or.kr
대구	대구혜림원	50	053-756-1392	http://www.haerimwon.or.kr
	사랑뜰	20	053-756-0184	http://www.holtlove.or.kr
광주	인애복지원	30	062-651-8585	http://www.iwelfare.or.kr
	우리집	29	062-232-1313	http://www.myhouse.or.kr
대전	아침뜰	40	042-585-3004	http://www.achim.or.kr
	대전자모원	9	042-934-6934	http://www.djamo.or.kr
	햇살누리	14	042-524-3129	http://hsnuri.or.kr
울산	물푸레	15	052-903-9200	http://www.ulsanmam.or.kr
강원	마리아의집	40	033-262-4617	http://www.maryhome.or.kr
충북	자모원	50	043-212-0437	http://www.jamowon.or.kr
전북	기쁨누리의집	10	063-284-3371	http://www.gpnuri.or.kr
	미혼모의집	10	063-856-1009	
전남	성모의집	8	061-279-8004	
	어린엄마둥지	13	061-333-2882	http://www.littlemomnest.net
경북	경북샤론의집	10	053-816-1016	http://www.sharonhouse.or.kr
경주	애가원		054-772-5440	http://www.aegawon.org
경남	경남미혼모의집	10	055-253-9004	http://www.gnmom.or.kr
제주	애서원	35	064-773-2010	http://www.momjeju.com

출처 색인

사진 출처: 연합뉴스 - 125, 142

이미지 출처: Dreamstime - 25, 27, 28, 31, 33, 34, 36, 41, 43, 44, 45, 65, 66, 68, 69, 72, 75, 76, 77, 78, 82, 84, 89, 90, 91, 96, 98, 108, 112, 113, 123, 130, 131, 134, 135, 138, 139, 143, 144, 145, 147, 148, 149, 150, 153, 154, 155, 156, 158, 159, 160, 162, 163, 166, 169, 171, 172, 174, 177, 179, 182, 183, 184, 185, 186, 188, 191, 192, 194, 197, 199, 200, 202, 203, 204, 207, 209, 210, 212, 213, 214, 216, 217, 218, 220, 222, 223, 224, 225, 226, 228, 229, 236, 238

이미지 출처: 대한가족계획협회 - 38

이미지 출처: 위키백과사전 - 63, 168, 219

이미지 출처: istockphoto - 208

자료 출처: 2004년 이임순 대한산부인과학회지 - 232

통계 출처: 1977년 가족계획 연보 - 40

통계 출처: 1978년 가족계획 연구원 가족계획 사업 목표량 제도 연구 - 26

통계 출처: 2000년 복지부 통계 - 110, 111

통계 출처: 2003년 경북대 "결혼관에 대한 설문조사", 2009년 알바몬 "대학생과 성 의식 조사" - 164

통계 출처: 2004년 대구장애인연맹 - 104

통계 출처: 2005년 고려대 인공임신중절 실태조사 보고서 - 57, 58

통계 출처: 2005년 복지부 인공임신중절 실태보고 - 47, 48, 51, 55, 56, 60, 61, 74, 103

통계 출처: 2005년 복지부 인공임신중절 실태조사, 2004년도 건강보험 청구 자료 - 108

통계 출처: 2005년 복지부의 인공임신중절 실태조사 - 57

통계 출처: 2005년 서울시 "결혼 및 출산에 대한 인식 조사", 2008년 서울시 여성가족재단 "서울시민의 결혼·가족·자녀에 대한 인식 및 정책 수요조사" - 122

통계 출처: 2005년 통계청 사망원인 통계, 2005년 복지부 인공임신중절 실태조사 - 106

통계 출처: 2005년 한국보건사회연구원 보고서 - 128

통계 출처: 2006년 통계청 인구총조사 - 152

통계 출처: 2007년 미시간 대학교 "세계 가치관 조사" - 129

통계 출처: 2008년 여성가족부 전국 성폭력 실태조사 - 146

통계 출처: 2008년 연세대 의료법윤리학연구소, 2008년 대한산부인과의사회 통계 - 79

통계 출처: 2008년 이인영 "낙태죄 허용 한계에 대한 재구성, 개정의 제언" - 59

통계 출처: 2008년 통계청 자료 - 231

통계 출처: 2009년 KBS 추적 60분 - 64, 95

통계 출처: 2009년 OECD '사회·노동보고서' - 119

통계 출처: 2009년 건강보험공단 통계, 2005년 복지부 인공임신중절 실태조사 - 129

통계 출처: 2009년 구트마커 연구소 보고서 - 235

통계 출처: 2009년 미국 질병통제예방센터 - 120

통계 출처: 2009년 알바몬 "대학생과 성의식" - 165

통계 출처: 2009년 애란원 - 85, 86

통계 출처: 2009년 한국보건사회연구원, 정우진 - 84

통계 출처: 2009년 한국여성정책연구원 - 127

통계 출처: 2009년 한국여성정책연구원 '미혼모와 그들 자녀에 대한 국민의식조사' - 50

통계 출처: 2009년 한국여성정책연구원 "제52차 여성 정책 포럼" - 118

통계 출처: 2010년 바이엘헬스케어와 아태피임협의회(APCOC)-'성과 피임'에 대한 설문조사 - 88, 92

통계 출처: 2010년 고려대 안암병원 장기영 교수팀 설문조사 - 124

통계 출처: 2010년 닥플닷컴, 2010년 대한산부인과의사회 - 114

통계 출처: 2010년 대한산부인과의사회 - 105, 107

통계 출처: 2010년 리얼미터 '낙태에 대한 찬반 여론 조사' - 115

통계 출처: 2010년 바이엘헬스케어와 아태피임협의회(APCOC)-'성과 피임'에 대한 인식 - 101

통계 출처: 2010년 여성 포털 이지데이-'낙태에 대한 의식 조사' - 80, 81

통계 출처: 2010년 통계청 출생 통계 자료 - 87

통계 출처: 2010년 피임연구회와 바이엘쉐링제약- 피임 인식 조사 - 100

통계 출처: P. S. Carroll, 2007년 미국 내과저널 논문 '유방암 유행병: 낙태와 다른 요인들을 근거로
        한 유방암 발병 모델링과 예측' - 178

통계 출처: 경기도가족여성연구원- '청소년들의 성경험 연령 저하와 대응방안' - 163

통계 출처: 1994년 미국 엘리어트 연구소, 낙태 이후 연구 보고서 - 121

통계 출처: 대법원, 대검찰청 - 49

통계 출처: 대한산부인과의사회, 2009년 12월 7일부터 2010년 1월 6일까지 한 달간 웹사이트 방문 여
        성 1293명을 대상으로 실시한 온라인 설문조사 - 196

통계 출처: 통계청 - 93

통계 출처: 통계청 출생 통계, 2005년 여성의 재생산권에서 본 낙태와 모자보건 정책, 조영미 - 39

통계 출처: http://www.Birthornot.com - 151

부록 내용 출처: Atlas of Human Embryo and Fetus-지제근 저 - 245

부록 내용 출처: T.W. Sadler, Longman's Medical Embryology - 245

표지 이미지 출처: Dreamstime